Sztenc

Klappt's?

Michael Sztenc

Klappt's?

Vom Leistungssex zum Liebesspiel – ein Übungsbuch für Männer

HIRZEL

Bibliografische Information der Deutschen Nationalbibliothek
Die Deutsche Nationalbibliothek verzeichnet diese Publikation in der Deutschen Nationalbibliografie; detaillierte bibliografische Daten sind im Internet unter https://portal.dnb.de abrufbar.

6. Auflage 2025

ISBN 978-3-7776-2854-7 (Print)
ISBN 978-3-7776-3440-1 (E-Book, ePub)

Maybachstraße 8, 70469 Stuttgart
service@hirzel.de
Printed in Poland

Einbandgestaltung: deblik, Berlin
unter Verwendung eines Fotos von Luis Molinero/shutterstock
Satz: abavo GmbH, Buchloe
Druck und Bindung: Drukarnia Dimograf, Bielsko-Biała

www.hirzel.de

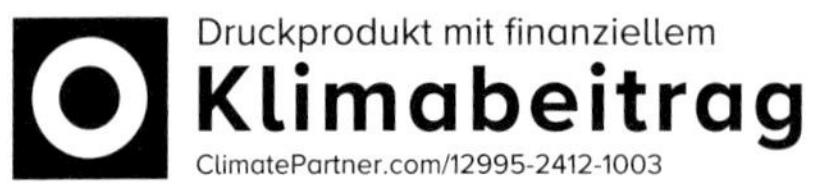

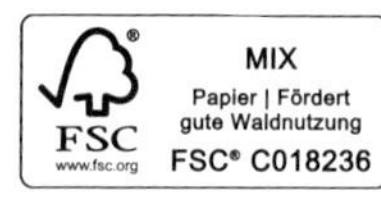

Inhalt

Einleitung

Penisfrust?

Penislust.

Penisliebe!

Die Kunst, seinen Penis zu lieben

Einleitung

Seinen Penis lieben?!

Muss Mann seinen Penis lieben? Nein, muss Mann natürlich nicht. Aber es lohnt sich! Beim Sex, in der Liebe, im Alltag. Denn wer lernt, seinen Penis zu lieben, lernt seine ganz eigene Sexualität und Erotik zu entwickeln und zu lieben. Mann fühlt sich kompletter. Mann fühlt sich einfach als Mann.

Der Weg dahin ist nicht ganz simpel. Wer auf Schatzsuche geht, wird so manchen Herausforderungen begegnen. Es gilt aus dem Schatten der Vergangenheit herauszutreten, gewohnte Denk-, Fühl- und Verhaltensmuster abzulegen und eine tief empfundene subjektive Gewissheit der eigenen Kraft zu erleben.

Seinen Penis lieben heißt, sich selbst lieben. Nicht die eitle Selbstliebe, die keinen Blick auf andere zulässt. Es bedeutet eine stabile Balance zu finden zwischen dem Kopf mit seiner Fähigkeit zu denken, dem Herz mit der Fähigkeit, zu lieben und sich zu verbinden, und dem Penis mit seiner Fähigkeit, zu begehren, einzudringen und Lust zu erleben.

Seinen Penis lieben heißt, sich selbst lieben.

In meine Praxis kommen viele Männer mit Penisprojekten. Offiziell heißen die Funktionsstörungen: Probleme mit der Erektion, mit viel zu früh zum Orgasmus kommen, gar keinen Orgasmus bekommen, keine Lust auf Sex haben oder suchtartiges Pornogucken. Bei aller Unterschiedlichkeit der Probleme haben diese Männer eines gemeinsam: Sie haben einen Bezug zu ihrem Penis, als wäre er ein Werkzeug, das kaputt ist!

Sie beschreiben ihren Penis als Ding, Kleiner, Dicker, Kurzer oder Langer und sagen: „Er gehorcht mir nicht.“, „Er macht, was er will.“, „Er funktioniert nicht.“ Wenn ich die Männer dann frage: „Wie machen Sie Sex – mit sich selbst bzw. mit der PartnerIn?“, lautet die Antwort meistens: ganz normal.

Ich mache diesen Job schon lange. Das Erste, was ich verlernt habe, ist zu wissen, was „normaler Sex“ ist. Also frage ich nach: Wie genau? Was machen Sie mit ihrem Becken, was mit Ihrem Penis, wie atmen Sie, wo sind Sie mit Ihrer Aufmerksamkeit? Die häufigste Antwort ist: „Keine Ahnung, nie darauf geachtet!“ Genau darum geht es in diesem Buch.

Wie benutzt du deinen Penis? Als Werkzeug? Als Mittel zum Zweck? Oder als einen sehr speziellen Teil deines Körpers, dem besondere Achtung und Wertschätzung entgegenzubringen ist?

Penisse sind schlaue und empfindsame Kerle. Männer tun gut daran,

Penisse sind schlaue und empfindsame Kerle.

sich ihr „bestes Stück" zum lieben Freund zu machen und diese Freundschaft zu pflegen.

Warum dieses Buch?

Das ist eigentlich ganz einfach. Immer wieder fragen mich meine Kunden, wo sie all das, was wir in den Sitzungen besprechen und tun nachlesen könnten: Gibt es Literatur, stehen die Übungen irgendwo? Bisher musste ich sagen: Nein, diese Übungen, genau in dieser Form, stehen nirgends.

Natürlich gibt es jede Menge guter Bücher für Männer und über Männer. Aber in denen steht eben nicht das drin, was mir in der Arbeit mit Männern wichtig ist: ein Gespür zu entwickeln für den eigenen Körper. Denn ein Gespür für den Körper zu haben bedeutet, ein Gespür zu haben für das, was Mann will und nicht will. Es bedeutet auch, zu wissen, wer Mann ist! Hat Mann dieses Gespür, ist es deutlich leichter, eigene Wünsche und Bedürfnisse auszusprechen und umzusetzen – potent zu sein im Sinne von wirksam sein.

Ein Gespür für den Körper zu haben bedeutet, zu wissen, wer Mann ist!

Deshalb schreibe ich jetzt selbst ein Buch, aber keinen Ratgeber, weil ich Ratgeber nicht mag. Immer muss man irgendwas tun, irgendwas erreichen, und dann wird alles besser. Es gibt jede Menge kluger Tipps, Trainingspläne, Hoffnungsmacher, Antreiber und Überzeuger. Aber wenn es dann doch nicht klappt, weil man keine Zeit, keine Lust, keine Disziplin hat oder keine Kraft, den Frust auszuhalten, dann bleibt nur ein schales Gefühl im Sinne von „irgendwas stimmt da nicht mit mir".

Aus diesem Grund schreibe ich ein Übungsbuch! O.K., zugegeben, es bleibt eine Variante eines Ratgebers. Wie alle Ratgeber hat auch dieser seine Grenzen. Es passen nie alle Ratgeber auf alle Menschen. Das ist wie beim Kochen. In keinem Kochbuch stehen Rezepte, die allen immer schmecken. Manche Rezepte muss man verändern, manche kann man so lassen, manche muss man ganz einfach vergessen.

Dieses Buch ist *kein* Lehrbuch für „richtigen" Sex. Es ist eine Anleitung, mit der du dir selbst auf die Schliche kommst, wie du Sex machst. Und es gibt dir Ideen, welche Möglichkeiten du noch hast.

Ich gehe in diesem Übungsbuch so vor wie in der Arbeit mit meinen Klienten. Ich will erst mal wissen, was ist – und zwar genau. Danach schauen wir, was noch dazukommen könnte/dürfte/müsste, damit „das Problem" gelöst werden kann. Ziemlich oft stellt sich dabei heraus, dass das sogenannte Problem eigentlich eine Lösung für etwas ganz anderes ist.

Das erwartet dich

Eines vorweg: Es gibt hier keine Anleitungen für härtere Erektionen, für längere Ausdauer oder kosmische Orgasmen. Auch wie man Frauen (und Männer) todsicher zum Abspritzen bekommt, ihnen Orgasmen bereitet und sie sexuell abhängig macht, steht hier nicht. Bist du auf der Suche nach solchen Tipps, dann verschenke das Buch. Hier geht es nicht um „schöner Vögeln", hier geht es darum, deine erotische Männlichkeit zu entwickeln. Hier geht es darum, wer du bist als erotischer Mann und wie du als solcher durch dein Leben gehst.

Hier geht es nicht um „schöner Vögeln", hier geht es darum, wer du bist als erotischer Mann.

Dieses Buch ist in drei große Abschnitte aufgeteilt. Im ersten Teil geht es um die ganz pragmatische Frage „Wie?": Wie machst du dein Problem? Es gibt ganz konkrete Handlungen, die du machst und die dazu führen, dass das rauskommt, was du dein Problem nennst. Nach diesen Handlungen forschen wir im ersten Teil. Wir suchen nicht nach Ursachen, sondern nach dem Mechanismus, der dazu führt, dass du ein Penisproblem erschaffen hast.

Im zweiten Teil geht es darum, deine neu erworbenen Erkenntnisse einzuordnen. Dazu werde ich darstellen, wie Männer typischerweise lernen, ein Mann zu sein, und was wir über Sex lernen. Es gibt ein paar Grundthemen, die für alle Männer gleich sind. Die ergeben sich einfach aus der Tatsache, dass wir zu dieser Zeit an diesem Ort in diese Kultur geboren wurden. Wie wir mit diesen Grundthemen umgehen, ist aber völlig individuell. Du bekommst ein Verständnis dafür, wie dein ganz eigener Umgang mit diesen Grundthemen ist – und welche Möglichkeiten es noch gibt.

Im dritten Teil geht es um dein eigenes Penisprojekt: Wie kannst du deine Art und Weise, Sexualität zu gestalten, entwickeln und erweitern, damit Erotik für dich ein Lustspiel wird, im eigentlichen Sinne des Wortes – und kein Drama?

Ich werde dir lediglich Vorschläge unterbreiten, wohin die Reise gehen kann. Ich weiß nicht, was für dich das Richtige ist. Deine Richtung bestimmst du selbst. Hier findest du einen Kompass und einen Wegbegleiter.

Die Übungen

Du findest in diesem Buch jede Menge Übungen. Diese Übungen sollen dir helfen, dein Gespür für dich und deinen Körper, dein Becken, deinen Penis zu verbessern. Es gibt verschiedene Arten von Übungen:

- Erkundungsübungen: Dabei geht es darum, bestimmte Körperstellen erst mal zu ertasten und dem Hirn eine Vorstellung davon zu ermöglichen.
- Bewegungsübungen: Hier geht es darum, Bewegung ganz deutlich zu erspüren. Das geht nur mit Langsamkeit, damit das Hirn Zeit hat, die Bewegung nachzuvollziehen und abzuspeichern. Es geht nicht um eine bestimmte Anzahl von Bewegungen pro Zeit. Nein, das wäre Krafttraining und Muckibude. Ist auch schön, aber hier nicht das Thema. Übe langsam und mit Aufmerksamkeit. Kein Fernsehschauen dabei oder Musikhören – umso besser geht es.
- Alltagsübungen: Das sind Beispiele, wie du im Alltag üben kannst. Du bewegst dich den ganzen Tag, jede Bewegung bietet die Möglichkeit, mit der Schwerkraft zu spielen und deinen Körper wahrzunehmen.

Die Übungen bauen nicht aufeinander auf. Wenn du mit einer Übung nicht zurechtkommst oder sie einfach blöd findest, lasse sie weg und gehe zur nächsten. Die Moral von der Geschicht ist, ins Spüren zu kommen und in den Genuss. Sich dann zu Übungen zu zwingen hat keinen Sinn.

Wenn du mit einer Übung nicht zurechtkommst oder sie einfach blöd findest, lasse sie weg und gehe zur nächsten.

Diese Art zu üben ist für die meisten ungewohnt. Wir Männer lernen eher das schnelle, automatisierte Wiederholen von Bewegungen: „Das funktioniert so, und das übst du jetzt, bis du es kannst.“ So etwas ist ja auch sinnvoll, wenn man bestimmte Bewegungen macht, ohne groß darüber nachzudenken. Aber Sex ist nun mal was anderes als Sport oder Arbeit.

Die Übungen in diesem Buch sind im Grunde alles andere als neu. Es gibt sie in verschiedenen Variationen in vielen Bewegungssystemen, z. B. in Yoga, Cantienica, Feldenkrais, Franklinmethode … um nur einige zu nennen. Neu ist allerdings, dass ich diese Übungen im Bereich Sexualität und Erotik anwende.

Hilfreich für manche Übungen ist eine Gymnastikmatte. Wenn du keine hast, tut es auch eine zusammengelegte Decke oder der Teppich.

Nutze dein Smartphone, um dich immer wieder mal an kleine Übungen erinnern zu lassen. Dafür kannst du die Weckfunktion nutzen oder auch eine von den vielen Achtsamkeits-Apps einsetzen, die im Web kursieren. Außerdem brauchst du ein Notizbuch, in dem du wichtige Erfahrungen aus den Übungen festhältst und deine Antworten auf die Fragen, die ich dir stellen werde. Diese Notizen brauchst du später im dritten Teil des Buches.

Und zum Schluss der wichtigste Tipp zum Üben: Sei nicht frustriert, wenn es nicht auf Anhieb klappt. Der Unterschied zwischen Etwas-geschehen-Lassen und Etwas-Machen ist ein feiner, aber absolut kein kleiner!

Der Unterschied zwischen Etwas-geschehen-Lassen und Etwas-Machen ist ein feiner, aber absolut kein kleiner!

Man kann es damit vergleichen, ein Instrument zu lernen. Die ersten Töne klingen schräg, das Gefühl für Harmonien und Rhythmus will noch entwickelt werden. Erst durch die Beschäftigung mit dem Instrument bilden sich Fähigkeiten aus, Unterschiede wahrzunehmen und absichtlich einzusetzen. Wissen wie es geht hilft da auch nur begrenzt: Üben und Tun führen zum Können. Das Instrument, um das es hier geht, ist dein Körper!

Lass dir Zeit, du brauchst Übung, Übung, Übung. Gerade dann, wenn du eine Fähigkeit umlernst und nicht neu von vorne beginnst, braucht es Zeit und Geduld. Und richtig zu Ende ist es nie. Lernen tut Mann lebenslänglich!

Zur Schreibweise

Dieses Buch richtet sich an Männer. Beim Großteil dieser Männer wird sich das Begehren auf Frauen richten, bei manchen auf Männer und bei anderen wiederum auf beide Geschlechter. Manche Männer werden in Beziehung zu einer Person leben, manche in Beziehungen zu mehreren und manche werden Single sein. Ich will alle Männer im Boot haben, das kostet manchmal etwas Leserlichkeit, wenn ich z. B. schreibe: deine Partnerin (dein Partner).

Mir ist es wichtig, alle einzubeziehen, denn je weiter Mann sich vom Mainstream der Männlichkeits- und Beziehungsvorstellungen entfernt, umso härter trifft einen die Beziehung zwischen Männlichkeit und Penisproblemen, um die es in diesem Buch geht.

Als Anrede habe ich „du" gewählt. Der Grund dafür ist, dass ich einen Prozess anregen möchte, der in Selbsterkundung und Selbstbefragung besteht: „Was tue, empfinde, denke, fühle ich gerade jetzt?" Da ist das „Du" näher am „Ich", als es ein „Sie" wäre. Oder sagst du „Sie" zu dir?

Penisfrust?

Wie machst du dein Problem?

Das klingt nach einer blöden Frage, oder? Da hast du das Gefühl, dein Penis macht, was er will und gehorcht dir nicht, und dann so eine Frage!

Bei Erektionsproblemen kann Mann es sich ja noch denken: Es gibt diesen Kreislauf mit der Angst, und das macht es dann immer schlimmer. Aber bei Zu-früh-Kommen, bei Gar-nicht-Kommen, bei Lustlosigkeit? Das macht Mann doch nicht! Doch, ich bleibe bei meiner Behauptung: Du tust „irgendwas irgendwie", damit es so ist, wie es ist – und zwar mit deinem Körper.

Du tust „irgendwas irgendwie", damit es so ist, wie es ist – und zwar mit deinem Körper.

Dein Becken. Wie benutzt du dein Becken? Auf welche Art und Weise bewegst du es?
Deine Muskeln. Wo in deinem Körper spannst du an, wo lässt du los? Und wann genau? Wie ist es bei der Selbstbefriedigung und wie in der Partnersexualität?
Deine Atmung. Wie atmest du beim Sex? Auf jeden Fall atmest du, so viel steht fest. Aber wie? Bauchatmung? Brustatmung? Beides? Tief oder flach? Schnell oder langsam? Abgehackt oder hältst du ihn an? Wie machst du es in der Selbstbefriedigung und wie in der Partnersexualität?
Deine Aufmerksamkeit. Wo ist deine innere Aufmerksamkeit? Bei dem, was dich geil macht, oder bei dem, was dich in Stress bringt? Bei dem, was du erlebst, oder bei dem, was du denkst? Wie ist das in der Selbstbefriedigung und wie in der Partnersexualität?

Du merkst es vielleicht schon: Es geht nicht um Sextechnik, Stellungen oder Praktiken. Mir ist wichtig, dass du ganz genau erlebst, was du beim Liebesspiel mit deinem Körper machst, damit du es „spürst", verstehst und variieren kannst. Deswegen reicht es nicht, dass du dich hinsetzt und nachdenkst. Oh nein! Hier geht es um Selbstbeobachtung. Und weil das gar nicht so einfach ist, habe ich jede Menge Übungen zusammengestellt, die dich in die Lage versetzen, alle diese Fragen zu beantworten. Du wirst dabei etwas lernen über dich und über die Art und Weise, wie du deinen Körper beim Sex einsetzt.

Warum ist das wichtig?

Körper und Psyche gehören zusammen, darin sind sich die Wissenschaftler*innen einigermaßen einig. Der Haken daran ist allerdings, dass wir noch nicht die Sprache haben, um Körper und Psyche als Einheit zu denken und zu besprechen. Wir reden entweder vom einen oder vom anderen. Wir behelfen uns über die Beschreibung von Wirkungsrichtungen und deren Wechselseitigkeit.

Das soll heißen: Was du mit deinem Körper beim Sex machst, beeinflusst deine „Psyche". Der Einfachheit halber teile ich Psyche auf in das, was du fühlst (Gefühle) und in das, was du denkst (Gedanken). Damit haben wir drei Bereiche, auf die wir uns immer wieder beziehen werden: Körper, Gefühle, Gedanken.

Was du mit deinem Körper beim Sex machst, beeinflusst deine Gefühle und Gedanken.

Jeder Bereich bietet Einflussmöglichkeiten auf die anderen beiden, alle drei stehen in ständigem Austausch miteinander, wie in einem Mobile. Schubst du ein Teil an, wackelt das ganze System.

Was soll schwer daran sein, sich zu beobachten und sich wahrzunehmen? Eigentlich nichts, wenn wir es denn tun. Meistens sind wir aber mit anderen Dingen beschäftigt, mit Erinnern der Vergangenheit oder Planung der Zukunft. Wir sind mit unserer Aufmerksamkeit normalerweise nicht im berühmten Hier und Jetzt.

Praxisbeispiel

Mein Lieblingsbeispiel ist ein Leistungssportler, der mich wegen Zu-früh-Kommens aufsuchte: 22, Topschwimmer, durchtrainiert vom Scheitel bis zur Sohle, ein Körper wie eine gespannte Bogensaite. Den habe ich gefragt, wie es sich anfühlt, wenn er seine Bahnen zieht, volles Tempo drauf hat und sein Körper wie ein Torpedo durch das Wasser schießt. Wie fühlt sich das auf der Haut an, wenn das Wasser so daran entlang strömt? Keine Ahnung hatte er! Er konnte es mir nicht sagen. Warum nicht? Die Rezeptoren auf und in seiner Haut haben es auf jeden Fall an sein Hirn weitergeleitet, aber er hat es nicht wahrgenommen, weil er seine Aufmerksamkeit noch nie darauf gerichtet hatte. Er war entweder auf die Technik konzentriert oder mit Nachdenken über Alltägliches beschäftigt. Beim nächsten Termin konnte er es mir beantworten. Es war ganz einfach! Er musste es „einfach nur" mit Aufmerksamkeit tun.

Bei der Selbstbeobachtung beim Liebesspiel gibt es eine Besonderheit zu beachten. Damit es dir nicht ergeht wie der Tausendfüßerin, die nicht mehr laufen kann, nachdem sie gefragt wurde, wie sie das macht:

Sobald Mann etwas beobachtet, wirkt man darauf ein. Das gilt für Elementarteilchen genauso wie für das eigene Verhalten und Erleben. Allerdings besteht damit das Risiko, dass das Liebesspiel zur Übungssituation wird, und das ist unsexy. Also betrachte die Selbstbeobachtung als Spiel mit deiner Aufmerksamkeit. Mal richtest du sie auf das, was in einer Übung angesagt ist, und ein anderes Mal auf den Genuss und deine Lust.

Betrachte die Selbstbeobachtung als Spiel mit deiner Aufmerksamkeit.

Dein Becken

Wir fangen mit deinem Becken an. Warum? Dafür gibt es viele Gründe.

- Das Becken ist (etwa) deine Körpermitte, dein Zentrum. Glaubst du nicht? Dann leg dich mal mit dem Bauch auf einen Gymnastikball und schau, wo du am ehesten in einer Balance bist. Das heißt: Bewegt sich dein Becken, bewegt sich der ganze Körper. Schon mal einen Tanzkurs oder Kampfsport gemacht? Dann weißt du, was ich meine. Wenn nicht, probiere es aus. Jetzt gleich beim Lesen: Bewege deinen linken Arm. Was bewegt sich noch? Bewege dein Becken. Was bewegt sich noch? Wahrscheinlich mehr als beim Arm.

Das Becken ist die Heimat deines Penis. Der ist da nicht „dran", sondern vielmehr „drin".

- Das Becken ist das Fundament des Rumpfes. Vom Becken aus nach oben gesehen befindet sich dein ganzer Oberkörper samt dem Kopf. Nach unten gesehen ragen die Beine aus dem Becken. Das verbindende Element ist dein Becken.
- Das Becken ist die Heimat deines Penis. Der ist da nicht „dran“, sondern vielmehr „drin“, ein Stück schaut halt raus. Willst du deinen Penis bewegen – wozu auch immer – macht es Sinn, dazu das Becken zu bewegen. Das vergessen viele, aber dazu später.

Die Knochen deines Beckens

Es geht los mit ein paar knochenharten Fakten. Dein Becken besteht aus folgenden Teilen (Abb. 1):

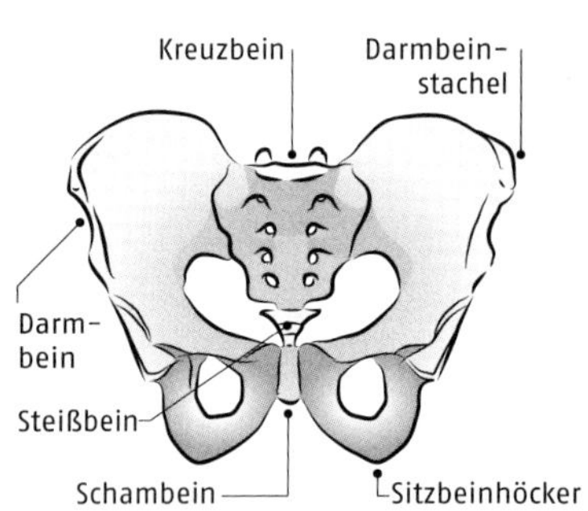

Abb. 1 Knöchernes Becken

Zunächst sind da drei große Strukturen: Die zwei Beckenschaufeln treffen sich vorne an der Schambeinfuge. Hinten gibt es eine Knochenstruktur dazwischen, das Kreuzbein. Dieses besteht aus 5 zusammengewachsenen Wirbeln, an deren unterem Ende das Steißbein sitzt. Dieses wiederum ist (ein klein wenig) beweglich, und wenn du schon mal draufgefallen bist, weißt du, wie empfindlich dieses kleine Knöchelchen reagiert.

Wenn du es ganz genau wissen willst, schau dir im Internet Animationen zum Becken und seinen Funktionen an. Da gibt es jede Menge Anschauungsmaterial.

Übung 1: Beckenknochen ertasten

Stell dich aufrecht hin, vielleicht vor einen Spiegel, aber das muss nicht sein. Der Spiegel ist am Anfang hilfreich, da kannst du hinschauen beim Anfassen (= be-greifen). Versuche es aber auch immer ohne Spiegel, schaue sozusagen „innen herum“, erspüre es. Du hast einen Sinn für das „Innenrum-Spüren“: Das ist die sogenannte propriozeptive Wahrnehmung. Finde die Beckenteile mit deinen Händen:

Du hast einen Sinn für das „Innenrum-Spüren“: die propriozeptive Wahrnehmung.

Beckenkamm: Strecke beide Hände mit den Handflächen nach unten aus und mache mit Daumen und Zeigefinger ein „L“. Lege deine Hände so an die Seite deines Rumpfes. Beginne auf Höhe der Rippen, da gibt es einen eindeutigen Widerstand zu spüren: die unteren Rippen (Abb. 2). Dann rutsche mit den Händen nach unten, bis du auf die nächste harte Struktur triffst (etwa in Höhe des Gürtels, wobei es praktischer ist, bei dieser Übung keine Hose mit Gürtel anzuhaben). Du bist jetzt mit dem Daumen-Zeigefinger-L auf deinem Beckenkamm (Abb. 3).

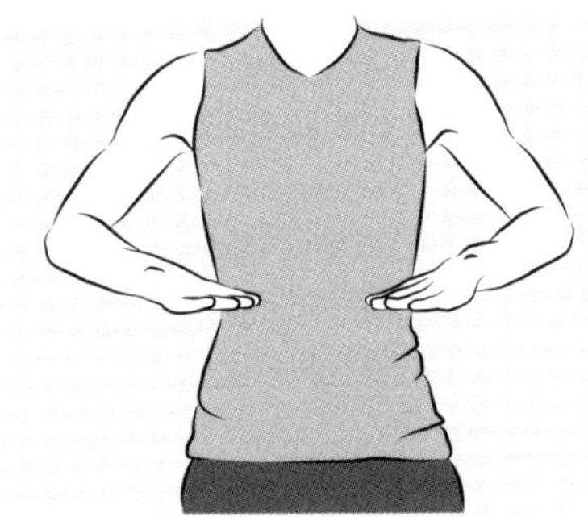

Abb. 2 Hände im L an den unteren Rippen

Darmbeinstachel: Ertaste den Beckenkamm nach vorne mit deinem Zeigefinger. Manchen hilft es, den Mittelfinger auf den Zeigefinger zu legen, um mit etwas mehr Druck tiefer in das Gewebe zu fühlen. Relativ weit vorne spürst du, dass dein Beckenkamm einen Knick nach unten macht. Hast du den? Wunderbar! Darf ich vorstellen: Das sind deine sogenannten Darmbeinstachel. Die brauchen wir noch öfter, nämlich als Bezugspunkte, um Bewegung zu erspüren (Abb. 4). Ertaste den Beckenkamm auch nach hinten, das geht mit den Daumen am einfachsten. Taste dich am Beckenkamm entlang bis zur Mitte, da ist die Verbindung zwischen Kreuzbein und Wirbelsäule (das sogenannte Promontorium).

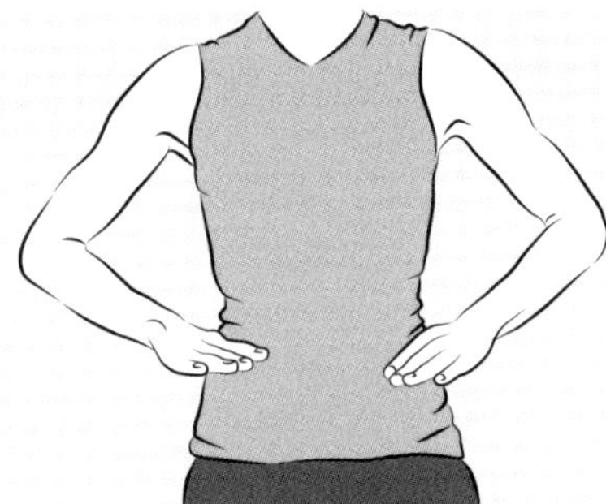

Abb. 3 Hände im L auf dem Beckenkamm

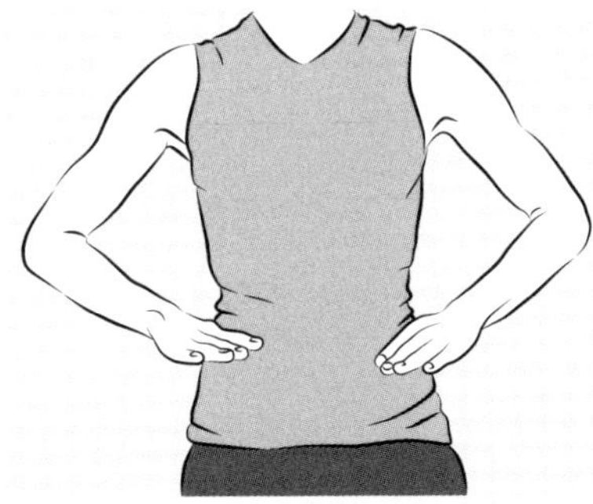

Abb. 4 Finger auf Darmbeinstacheln

Schambein: Fühle noch mal vorne. Drücke mit deinen Fingerkuppen zart direkt oberhalb deines Penis in die Haut rein. So tief, bis du etwas Hartes tasten kannst. Nein, Menschen haben keinen Penisknochen! Das ist das Schambein (Abb. 5).

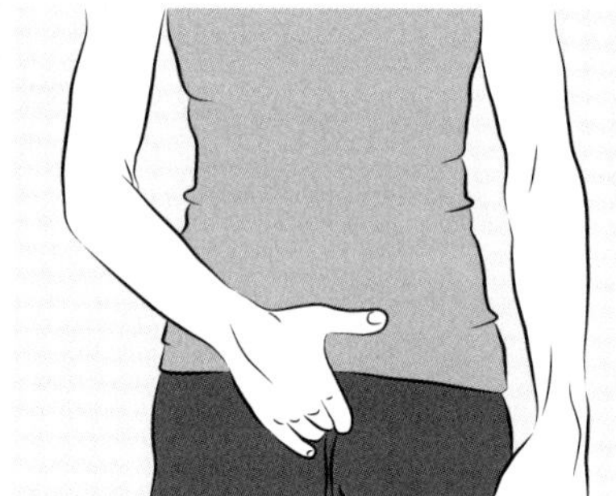

Abb. 5 Finger auf Schambein

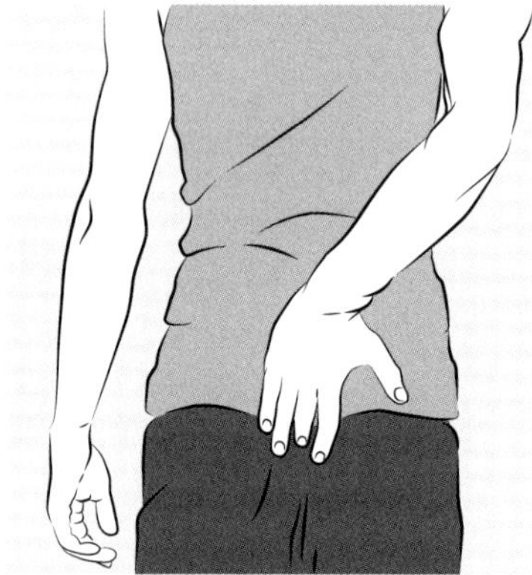

Abb. 6 Hand auf Kreuzbein

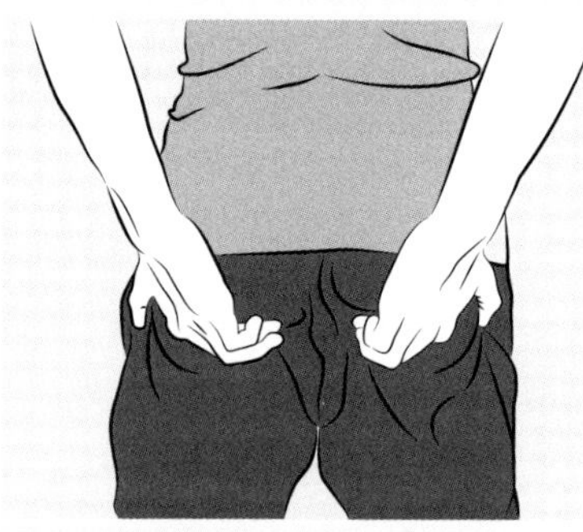

Abb. 7 Finger auf Sitzbeinhöcker

Kreuzbein und Steißbein: Den oberen Teil des Kreuzbeines hast du schon. Den unteren findest du, indem du deine Hand flach zwischen die Po-Backen legst, mit dem Zeigefinger am oberen Rand tastend beginnst und dann nach unten, Richtung Anus (= Po-Loch, After) weitertastest. Am Anus angekommen – ups – bist du zu weit. Kurz davor, so 2–4 cm, befindet sich dein Steißbein. Damit hast du dein Kreuzbein entdeckt: vom Steißbein bis zum Promontorium (Abb. 6).

Sitzbeinhöcker: Die Sitzbeinhöcker sind im Stehen schwieriger zu finden als im Sitzen, aber versuche es. Lege deine rechte flache Hand mit der Handfläche auf die rechte Po-Backe. Stell dir vor, du setzt dich jetzt auf diese Handfläche. Mach mit den Fingern Druck nach innen, in die Po-Backe rein, bis du unten etwas Hartes, „Knubbeliges“ spürst. Das müsste dein Sitzbeinhöcker sein. Davon gibt es zwei, auf jeder Seite einen (Abb. 7). Die brauchen wir ebenfalls noch öfter als Bezugspunkte. Nichts zu finden? Hebe das Bein etwas oder beuge leicht die Hüfte, bis du einen Knochen spürst.

Du bist dir nicht sicher, ob du die richtige Stelle hast? Kein Problem, hier die ganz sichere Variante: Setze dich auf einen Stuhl oder Hocker mit harter Oberfläche und bewege den Oberkörper nach vorne und hinten und zur Seite. Jetzt müsstest du zwei Knubbel im Po spüren, auf denen du draufsitzt. (Wenn das auch nicht hilft, setze dich 2–10 Stunden auf ein Fahrrad …) Wenn du sie im Sitzen gefunden hast, ertaste sie auch im Stehen.

Damit hast du dein Becken schon mal ertastet. Mache das immer wieder, so oft du daran denkst. Verknüpfe es z. B. mit einem Toilettengang: Immer wenn du aufstehst, spüre kurz hin: Darmbeinstachel, Sitzbeinhöcker, Kreuzbein. Entweder mit den Händen tasten oder innen herum hinspüren.

Schon kommen wir zur zweiten Übung.

Übung 2: Das Becken in Bewegung erkunden I

In der ersten Übung hast du Bezugspunkte erspürt: Sitzbeinhöcker, Darmbeinstachel, Kreuzbein. Jetzt versetzen wir diese in Bewegung und du schaust (erst mit, dann ohne Augen!), was sich bewegt.

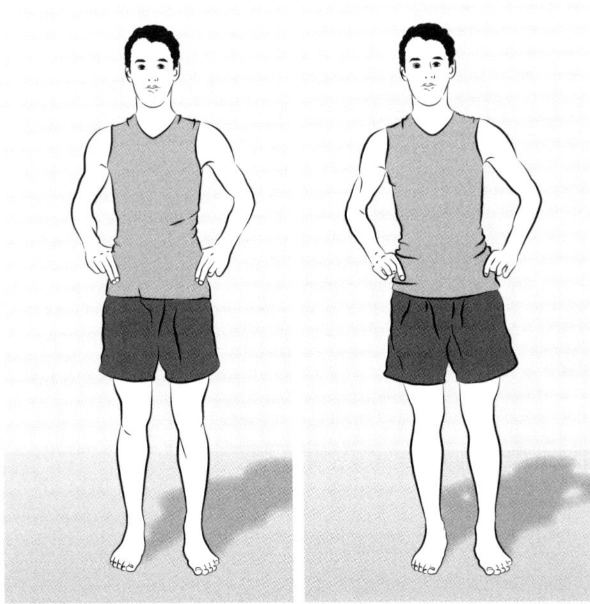

Abb. 8a Finger auf Darmbeinstachel und Gewicht Mitte

Abb. 8b Finger auf Darmbeinstachel und Gewicht rechts

- Stelle dich aufrecht hin, suche die Darmbeinstachel und bleibe mit den Fingern drauf.
- Verlagere das Gewicht langsam nach rechts und erspüre, ob sich der rechte Darmbeinstachel bewegt und wenn ja, wie. Erspüre auch die Bewegung des linken.
- Spiele mit der Gewichtsverlagerung von der Mitte (Abb. 8a) nach rechts. Taste und erspüre dabei die Darmbeinstachel (Abb. 8b).
- Mache dasselbe Spiel zur linken Seite.

Du spürst gar nichts? Und sehen kannst du auch nichts? Ruhig Blut. Das kann daran liegen, dass sich tatsächlich nichts bewegt. Das ist zwar relativ unwahrscheinlich, aber auch möglich. Wahrscheinlicher ist, dass du es einfach nicht merkst, weil die Bewegung sehr klein ist (deshalb gibt es da auch mehr zu spüren als zu sehen). Wenn du es nicht spürst, heißt das nicht, dass sich nichts bewegt. Die Bewegung ist nicht groß, Mann braucht etwas Übung, um so kleine und feine Veränderungen wahrnehmen zu können. Das wird mit der Zeit besser, versprochen!

Mann braucht etwas Übung, um so kleine und feine Veränderungen wahrzunehmen.

Wir legen noch eine Schippe drauf, vielleicht wird es dann deutlicher.

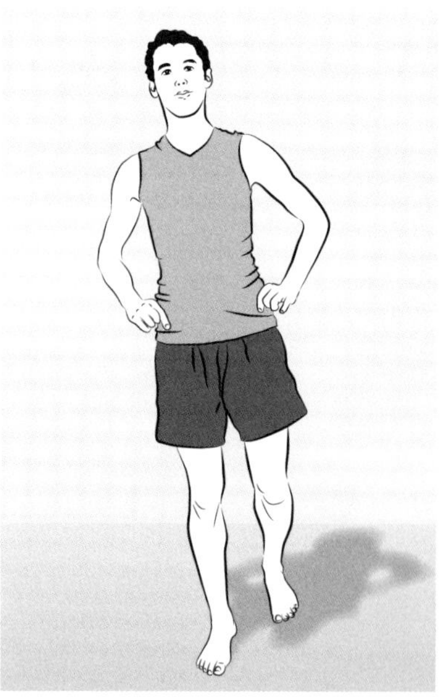

Übung 3: Das Becken in Bewegung erkunden II

- Ausgangsstellung wie in Übung 2: stelle dich aufrecht hin, ertaste die Darmbeinstachel, verlagere das Gewicht langsam nach rechts.
- Mit dem Gewicht auf dem rechten Bein hebst du das linke Knie etwas an. Beobachte die Bewegung des rechten Darmbeinstachels.

Abb. 9 Finger auf Darmbeinstachel, Gewicht rechts und linkes Bein anheben

- Wiederhole die Bewegung und beobachte die Bewegung des linken Darmbeinstachels (Abb. 9).

Und? Gibt es jetzt eine Bewegung zu spüren? Nein, immer noch nicht? Nicht die Geduld verlieren, es kommen noch einige Spürübungen.

Eben waren wir „vorne oben“ am Becken, jetzt schauen wir mal nach unten: die Sitzbeinhöcker.

Übung 4: Das Becken in Bewegung erkunden III

- Stelle dich aufrecht hin und ertaste mit deinen Händen beide Sitzbeinhöcker (Abb. 10a).
- Beuge leicht die Hüfte. Dazu legst du deinen Oberkörper etwas nach vorne und streckst den Po ein wenig (!) nach hinten raus. Erspüre dabei mit den Händen, wie sich die Sitzbeinhöcker bewegen (Abb. 10b).
- Versuche diese Bewegung deines Beckens ohne deine Hände wahrzunehmen.

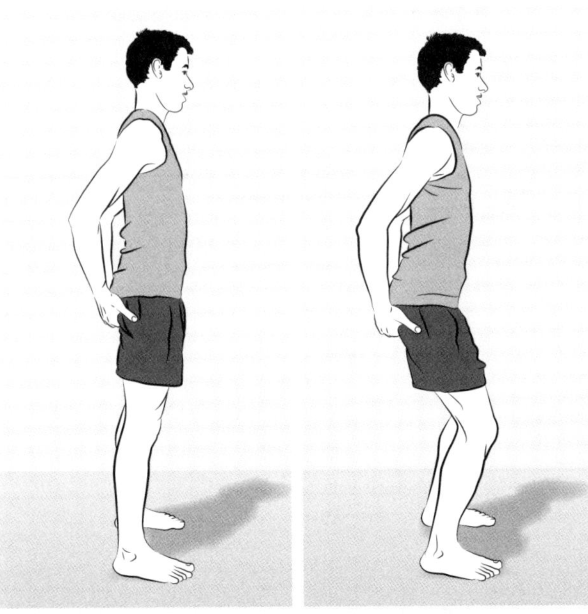

Abb. 10a Finger auf beide Sitzbeinhöcker im Stand

Abb. 10b Finger auf beide Sitzbeinhöcker, leichte Hüftbeugung

Was hast du wahrgenommen? Von der Anatomie her müssten sich die Sitzbeinhöcker beim Beugen leicht nach außen bewegen, also voneinander weg, und beim Strecken wieder aufeinander zu. Aber wir reden da von Millimetern! Also keine Panik, wenn es sich nach nichts anfühlt.

Keine Panik, wenn es sich nach nichts anfühlt!

Mache die Übungen 1 bis 4, so oft du daran denkst, z. B. wenn du irgendwo herumstehst und in einer Schlange wartest. Mache die Bewegungen klein und ohne Berührung, wenn du in der Öffentlichkeit bist, sonst schauen die Leute etwas komisch. Erspüre das innen herum.

Es gibt eine Variante, die die Bewegung der Sitzbeinhöcker noch deutlicher macht.

Übung 5: Das Becken in Bewegung erkunden IV

Für diese Übung brauchst du eine Gymnastik- oder Yogamatte. Hast du keine, nimm den Teppich oder lege eine zusammengelegte Decke auf den Boden (Vorsicht: Rutschgefahr!). Auf die Dauer ist es aber schon hilfreich, sich eine Übungsmatte anzuschaffen. (Ich finde ja, eine Gymnastikmatte gehört genauso in einen Haushalt wie eine Salatschüssel.)

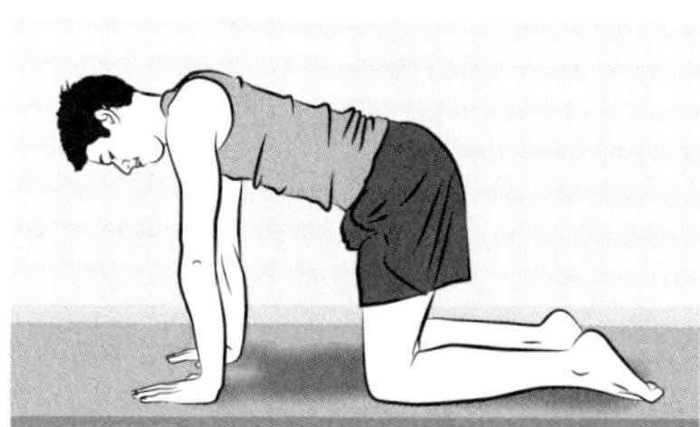

Abb. 11a Vierfüßler-Grundstellung

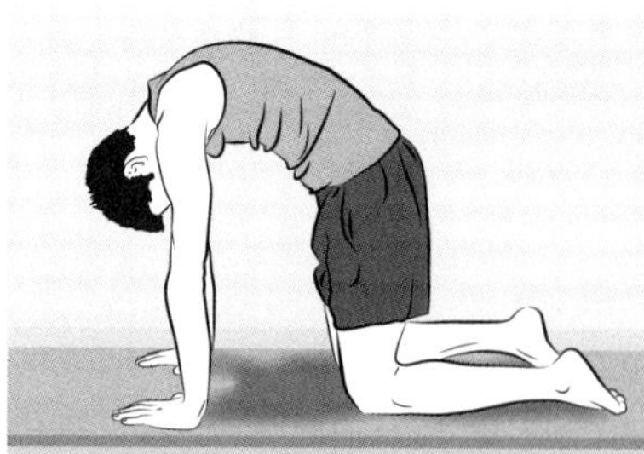

Abb. 11b Katzenbuckel

- Begib dich auf alle Viere, also auf Hände und Knie. Die Hände sind unter den Schultern, die Knie hüftschmal auseinander. Die Fußrücken sind locker ausgestreckt. Versuche, annähernd rechte Winkel im Körper zu machen: zwischen Armen und Rumpf sowie zwischen Rumpf und Beinen. Halte den Kopf in Verlängerung der Wirbelsäule, dein Blick ist zur Matte gerichtet (Abb. 11a).
- Aus dieser Position mache zur Vorbereitung einen Katzenbuckel, also runde die Wirbelsäule nach oben (Abb.

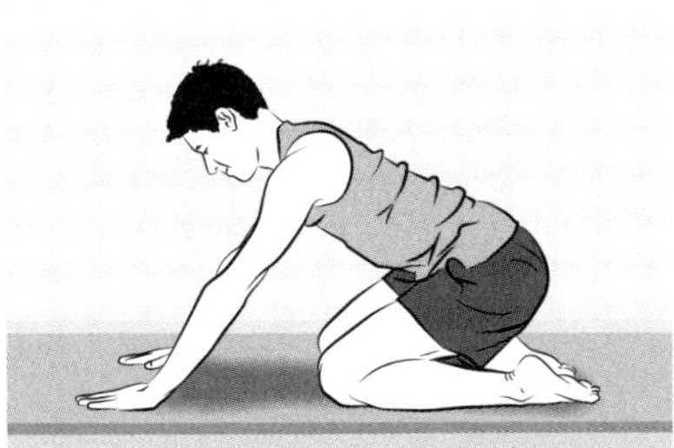

Abb. 11c Vierfüßler mit Gewicht hinten

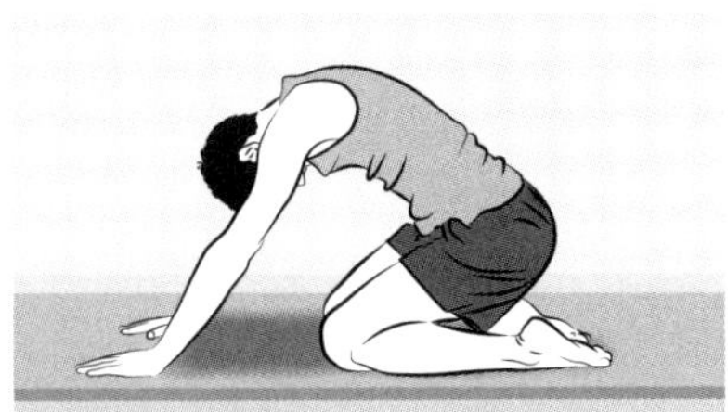

Abb. 11d Vierfüßler, Gewicht hinten, Katzenbuckel

11b). Dann machst du dich wieder gerade. Pass auf deinen Rücken auf, lass ihn nicht ins Hohlkreuz durchhängen.

- Schiebe deinen ganzen Rumpf Richtung Füße, als wolltest du dich auf deine Fersen setzen. Die Hände bleiben aber auf dem Boden (Abb. 11c). Komme wieder in die Ausgangsstellung zurück. Wiederhole diese Bewegung mehrmals – langsam, mit genügend Zeit zum Spüren – und achte auf die Bewegung deiner Sitzbeinhöcker. Die bewegen sich – garantiert!
- Hier ist die Stufe für Fortgeschrittene, also für alle, die die Bewegung der Sitzbeinhöcker deutlich wahrnehmen: Schiebe dich nach hinten, aber lasse diesmal den Impuls für die Vorwärtsbewegung aus den Sitzbeinhöckern kommen, als würden die mit der Bewegung anfangen. Das sieht genauso aus wie davor, fühlt sich aber komplett anders an.
- Jetzt eine meiner Lieblingsübungen: der Rückenschmeichler! Schiebe dich nach hinten, mach dort den Rücken rund (Abb. 11d) und nutze diesen Impuls, um wieder in die Ausgangsstellung zu kommen. Wenn du das kannst, dann lasse auch jetzt den Impuls zum Aufrunden aus den Sitzbeinhöckern kommen: nach hinten schieben, rund machen, Sitzbeinhöcker zusammenbringen und damit nach vorne kommen, Rücken gerade machen und wiederholen, bis es eine fließende Bewegung wird.

Baue diese Übung in deinen Alltag ein, etwa so: Du gehst ins Bett und machst erst mal den Katzenbuckel. Oder: Du bist beim Fernsehschauen und es kommt Werbung. Auf die Knie, erst ein paar Rückenschmeichler machen und dann in die Küche.

Baue diese Übung in deinen Alltag ein!

Die Muskeln deines Beckens

Wenn du ein Becken von oben anschaust, wird dir auffallen, dass da eine Riesenöffnung ist (Abb. 12). Jaja, auch du bist einmal durch diese Tür gegangen! Es sei denn, du bist per Kaiserschnitt auf die Welt gekommen.

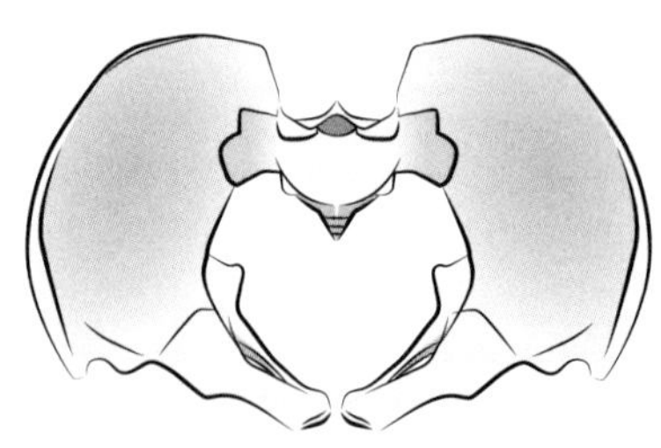

Abb. 12 Becken von oben

Diese Öffnung des Beckens haben nicht nur Frauen, sondern auch wir Männer. Damit nicht alle Organe von oben durchfallen, haben sich da im Lauf der Evolution Muskeln entwickelt. Die Umstellung vom Vierbeiner auf den Zweibeiner hat einige Veränderungen mit sich gebracht. Was früher „senkrecht" war (denke an den Hintern eines Hundes), ist jetzt waagrecht und wird zum Boden des Beckens. Was früher waagrecht war (denke an den Bauch des Hundes), ist jetzt senkrecht und wird zur Vorderseite. Die Muskeln, mit denen ein Hund mit dem Schwanz wedelt, haben sich auch verändert. Die stützen bei uns die Eingeweide und die inneren Organe.

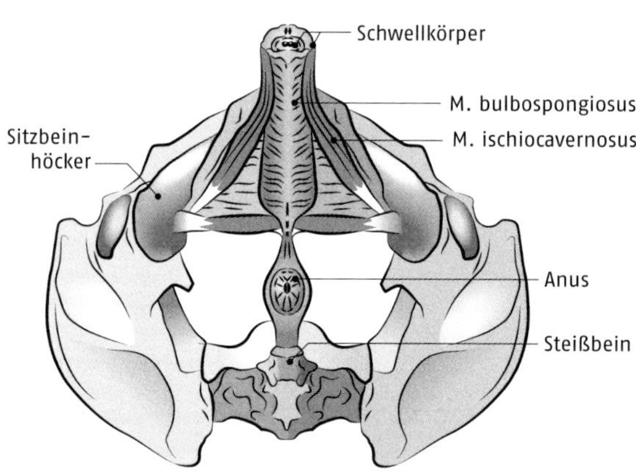

Abb. 13 Beckenboden äußerste Schicht

Aber zurück zum Boden deines Beckens und dessen Muskeln, die heißen doch tatsächlich Beckenbodenmuskeln! Sie sind wichtig – sehr wichtig!

Der Beckenboden besteht – vereinfacht gesagt – aus drei Schichten. Die äußerste Schicht, also die direkt unter der Haut befindliche Schicht sieht aus wie auf Abb. 13. Auf dieser Abbildung siehst du schon, dass es Muskeln gibt, die zum Beckenboden gehören und ganz viel mit dem Penis zu tun haben. Der Penis besteht aus drei Schwellkörpern und jeder Schwellkörper ist von Muskeln umgeben (Musculus bulbospongiosus und Musculus ischiocavernosus). Einer davon lässt sich ganz leicht ertasten.

Der Beckenboden besteht aus drei Schichten.

Übung 6: Peniswurzel ertasten

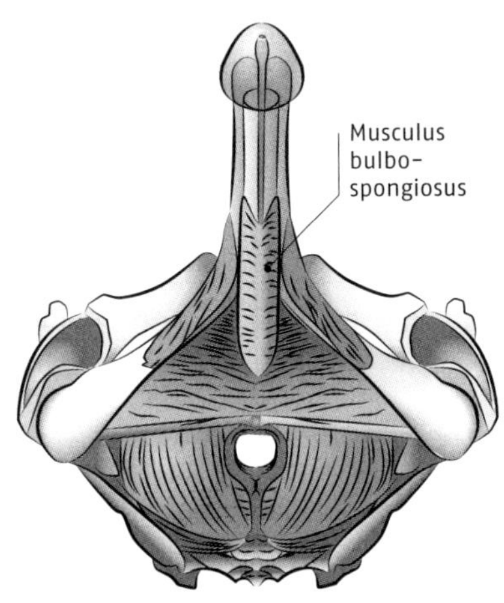

Abb. 14 Peniswurzel ertasten

Wenn dein Penis steif ist, fühle mal mit den Fingerkuppen, wo er in den Körper reingeht. Du musst mit der anderen Hand deinen Hodensack etwas aus dem Weg halten. Wenn du einen dicken Wulst, in Verlängerung des äußeren Teils des Penis nach innen, spüren kannst,

Dein Penis ist in deinem Becken verwurzelt!

hast du diesen Teil deiner Peniswurzel gefunden (Abb. 14). Herzlichen Glückwunsch!

Die anderen beiden Teile der Wurzel zu ertasten ist schwieriger, weil es da so viele Muskeln, Bänder und Faszien gibt. Wie sich das eine vom anderen unterscheidet, überlassen wir den Ärzten. Wichtig ist für uns an dieser Stelle: Dein Penis ist in deinem Becken verwurzelt!

Die Schwellkörpermuskeln von innen zu spüren ist relativ einfach, sie exakt zu tasten ist dagegen nicht so leicht.

Übung 7: Schwellkörpermuskeln erspüren

- Im Stehen: Lasse deinen Penis im schlaffen Zustand „hüpfen“, als wolltest du seinen Kopf heben. Und wieder loslassen.
- Im Sitzen: Versuche, deinen Penis nach oben gegen die Unterhose zu drücken. Auch hier wieder loslassen.

- Im Liegen: Hebe mit deinem Penis die Decke, unter der du liegst, hoch, z. B. im Bett oder auf der Couch.
- Achte auch mal auf deinen Anus. Wenn der sich mitbewegt, bist du an der richtigen Stelle.
- Spiele mit dem Unterschied: entweder vorne um den Penis die Muskeln aktivieren oder die um den Anus.

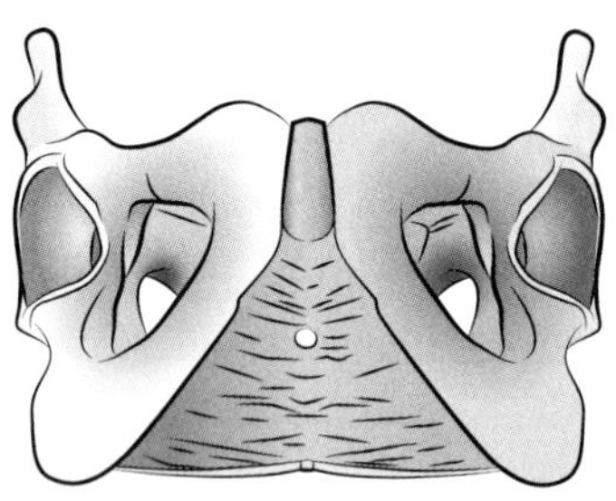

Abb. 15 Transversus

Wichtig ist bei allen Varianten: Erspüre das Aktivieren der Muskeln *und* das Loslassen. Wir Männer haben meistens einen zu festen Beckenboden, deshalb ist es für uns wichtig, auch das Loslassen zu üben und vor allem wahrzunehmen.

Eine zweite Schicht des Beckenbodens verbindet die beiden Sitzbeinhöcker samt zugehöriger Sitzbeine, der sogenannte Musculus transversus (Abb. 15). Den gezielt anzusteuern ist nicht ganz einfach. Probiere es.

Übung 8: Transversus erspüren

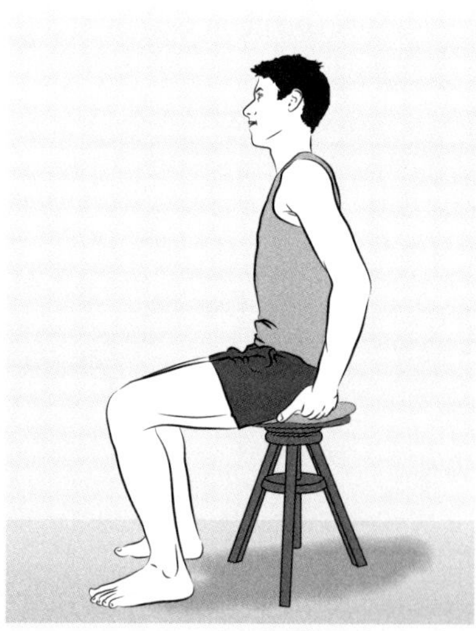

Abb. 16 Sitzbeinhöcker im Sitzen ertasten

- Setze dich auf einen Stuhl oder einen Hocker und schiebe deine Handflächen von der Seite unter die Po-Backen (Abb. 16).
- Finde deine Sitzbeinhöcker und versuche, die beiden durch Muskelaktivierung näher zusammenzubringen. Auch hier gilt wieder: Da geht es allerhöchstens um Millimeter, das heißt, du siehst keine äußerliche Bewegung. Aber innendrin gibt es (sehr wahrscheinlich!) etwas zu spüren. Pass

auf, dass du nicht den großen, äußeren Po-Muskel anspannst (also nicht die Po-Backen hart machen!).

- Wenn du mit den Sitzbeinhöckern direkt auf den Mittelfingern sitzt, liegt dein Zeigefinger etwas oberhalb davon. Da könntest du eine kleine, feine Bewegung spüren. Da wird ein Muskel hart, so ähnlich wie ein Gummiband durch Spannung hart wird. Sei nicht enttäuscht, wenn das nicht auf Anhieb klappt, dabei ist etwas Erfahrung mit Hinspüren und Wahrnehmen nötig.

Sei nicht enttäuscht, wenn es nicht auf Anhieb klappt!

- Dann versuche es ohne Hände – einfach nur hinspüren, ob du eine Bewegung im Becken wahrnimmst, wenn du dir vorstellst, deine Sitzbeinhöcker zusammenzubringen. Das klappt wahrscheinlich nicht beim ersten Mal, habe Geduld.

Nun bleibt noch die dritte und am tiefsten liegende Schicht, der sogenannte Musculus levator ani. Was klingt wie ein Harry-Potter-Zauberspruch, heißt auf Deutsch Po-Loch-Heber und bezeichnet damit auch eine wichtige Funktion. Aussehen tut er von oben so wie auf Abb. 17a und seitlich von unten nach oben gesehen wie auf Abb. 17b.

Der Levator ani kleidet wie ein Trichter das Becken aus und stützt wichtige Organe wie Blase und Prostata. Du benutzt ihn dauernd, aber ihn gezielt anzusteuern und das auch noch zu erspüren ist nicht einfach.

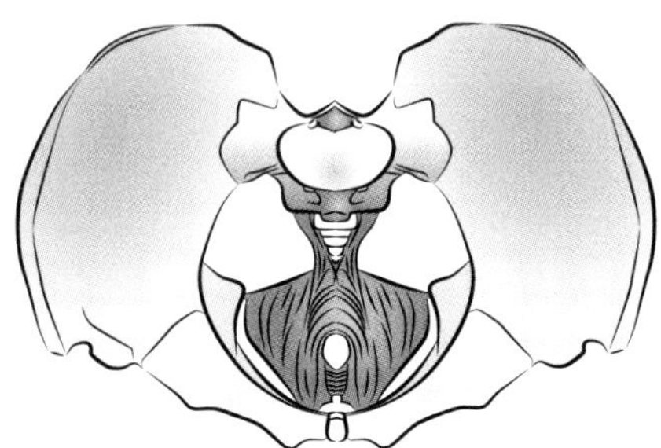

Abb. 17a Levator ani von oben

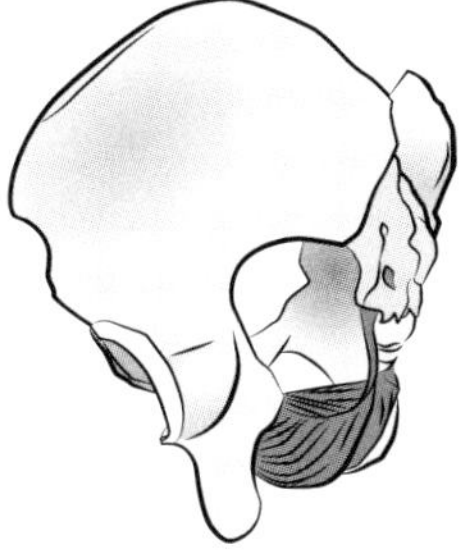

Abb. 17b Levator ani von der Seite

Übung 9: Levator ani erspüren

- Setze dich auf eine möglichst harte Unterlage, z. B. einen Hocker.
- Die Knie sind ca. 15 cm auseinander, die Fersen unter den Knien auf dem Boden.
- Füße und Unterschenkel bilden einen Winkel von etwa 90°, auch zwischen Unterschenkel und Oberschenkel sollte ein Winkel von 90° sein (je nachdem, wie hoch du sitzt), ebenso zwischen Oberschenkel und Rumpf.
- Richte dich auf, indem du dir vorstellst, dass deine Wirbelsäule durch deinen Kopf hindurch von einem Gummiband in die Höhe gezogen wird. Diese Position zu halten ist schon eine Übung für sich, weil wir meistens krumm und schief sitzen. Wenn du so sitzt, bist du sozusagen optimal aufgerichtet (Abb. 18).

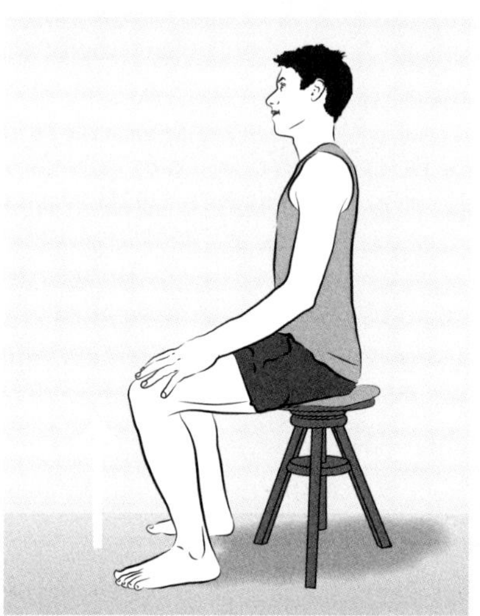

Abb. 18 Aufgespanntes Sitzen von der Seite

- Aus dieser Position heraus lasse deinen rechten Fuß immer leichter werden, als wollte er zur Decke schweben. Langsam, millimeterweise! Spüre genau hin, der Fuß wird leichter, als wollte er sich vom Boden lösen. **Aber:** Er hält immer noch den Kontakt zum Boden – nicht wirklich abheben! Dann die Spannung wieder loslassen. Wiederhole das ein paar Mal und erspüre, welche Muskeln du benutzt. Wenn du etwas in deinem Becken spürst, ist das (sehr wahrscheinlich) der Levator ani.
- Mache das Gleiche auch mit der linken Seite. Spiele mit der Bewegung und nimm wahr, was sich bewegt. Es ist nicht nur der Levator ani; vielleicht macht auch der Oberschenkel mit, der untere Rücken oder die Bauchmuskulatur.

Du brauchst nicht jeden kleinen Muskel einzeln zu spüren. Es ist auch völlig normal, dass Mann sich dabei fragt: „Bin ich an der richtigen

Stelle?" Wichtig ist, dass du überhaupt ins Spüren kommst. Jede Wahrnehmung anatomisch korrekt zuordnen zu können ist nicht nötig.
Die Empfindsamkeit für den eigenen Körper und dafür, welche Körperbereiche sich wie bewegen, ist unterschiedlich ausgeprägt. Je vertrauter du mit den Übungen bist, desto mehr wirst du deinen Körper kennenlernen und Bewegungen und Erspürtes mit deinen Worten benennen können.

Am und im Becken gibt es noch viele weitere Muskeln, Faszien[1] und Bänder. Das ist ein faszinierendes Netzwerk aus einerseits harten und festen, andererseits weichen und flexiblen Strukturen. Sie ergeben zusammen ein äußerst stabiles System. Dein ganzer Körper besteht aus solchen Systemen. Von den Füßen bis zum Kopf gibt es Muskelketten und Faszien, die Knochen und Organe an ihrem Platz halten. Im Detail müssen wir das nicht wissen, es reicht, einen Grundsatz im Kopf zu behalten: Alles hängt mit allem zusammen.

Alles hängt mit allem zusammen.

Deutlich zu sehen ist das bei Vierbeinern. Kraule mal einen Hund, eine Katze oder ein Pferd auf dem Rücken dort an der Wirbelsäule, wo der Schwanz/Schweif aus dem Körper kommt. Die Wahrscheinlichkeit ist groß, dass ein wohliger Schauer durch das Tier läuft, dass es schnurrt (die Katze) und mehr will (der Hund, bei Pferd und Katze keine Garantie).

Was hat das mit Sex zu tun? Jaja, ich weiß, das hier ist ein Sexbuch und nicht Grzimeks Tierleben. Also zur Sache.

Du hast jetzt einiges über dein Becken erfahren, kannst einige wichtige Stellen ertasten und kannst wichtige Muskeln erspüren. Das sind die Basics, die Grundlagen. Beim Lesen lernen gibt es ja auch erst mal Buchstaben, danach kommen die Wörter, dann die Sätze. Also noch etwas Geduld, bitte.

Wenn du schon mal einen Bezug zu deinem Liebesleben herstellen willst, achte darauf, wie du dein Becken benutzt: Was spürst du an den besprochenen Stellen und Muskeln bei der Selbstbefriedigung oder in der Partnersexualität? Nimm es einfach wahr

Was spürst du bei der Selbstbefriedigung oder in der Partnersexualität?

1) Faszien sind die Hüllen der Muskeln, das Weiße, das du vor dem Braten wegschneidest.

und sammle Informationen über dich. Im nächsten Abschnitt kommt die Bewegung dazu.

Dein Becken in Bewegung

Wir bleiben noch beim Becken, aber jetzt geht's rund.

Wie bewegst du dein Becken bei der Selbstbefriedigung? So ziemlich alle Männer schauen mich groß an, wenn ich diese Frage stelle: „Hä? Mein Becken? Ich mach's mir ganz normal!“ Ganz normal heißt in den meisten Fällen, es bewegt sich gar nicht. Egal ob im Stehen, Sitzen oder Liegen masturbiert wird, es bewegt sich nur die Hand, sonst nix. Mir begegnen wenige Ausnahmen:

- Manche drücken sich im Rücken durch, wenn sie zum Orgasmus kommen, so dass sich ihr Becken abhebt, aber sonst keine Beckenbewegung.
- Manche masturbieren in Bauchlage und juckeln auf einem Kissen. Mit den Po-Backen könnten sie dabei Kokosnüsse knacken, so angespannt sind sie.

Also keine Beckenbewegung beim Selbermachen. Wozu auch? Das ist energiesparend! Mit dem kleinsten Aufwand das bestmögliche Ergebnis. Funktioniert schnell und zuverlässig, das ist hocheffektiv. Einen kleinen Haken will ich schon mal andeuten (im nächsten Teil bespreche ich es ausführlich): Die meisten Männer beginnen als Jungen in der Pubertät mit Selbstbefriedigung. Viele gewöhnen sich eine Lieblingsmethode an und massieren sich diese im wahrsten Sinne des Wortes täglich ein. Auch als Erwachsener hat Mann dann so seine bevorzugte Art und Weise, sich ein Äffchen aus der Palme zu schütteln. Seien wir mal ehrlich, die meisten Orgasmen machen wir uns selbst, oder? Mit Fräulein Faust haben wir mehr Sex als mit unserer Partnerin (unserem Partner).

Warum sollten wir dann beim Sex mit anderen eine andere Methode benutzen als beim Sex mit uns selbst? Nein, höre ich dich sagen, das ist ja ganz was anderes. Na gut, das lassen wir erst mal so stehen und schauen weiter.

Wie bewegst du dein Becken beim Partnersex? Wenn du unten liegst, ist deine Partnerin (dein Partner) oben und du bewegst dich in ihrem (seinem) Rhythmus mit. Oder liegst du bewegungslos da?

Wenn du oben bist, gibst du den Rhythmus vor, O. K., aber was machst du mit deinem Becken? Bewegt sich wirklich dein Becken oder bewegen sich Beine und Knie und das Becken macht halt mit? Oder machst du Liegestütze?

Da bewegt sich auch dein Becken auf und ab, aber in sich bleibt es unbeweglich.

Angenommen, du bist im Kniestand hinter ihr (ihm), im Doggy-Style. Womit bewegst du deinen Penis? Mit deinem Becken? Oder schiebst du deine Hüfte vor und zurück, damit sich dein Penis wie ein Kolben vor und zurück bewegt?

Nicht klar, was ich meine? Wir gehen mal auf Entdeckungsreise.

Übung 10: Beckenbewegung erkunden

- Stell dich einfach aufrecht hin (Abb. 19a) und bewege dein Becken vor (Abb. 19b) und zurück (Abb. 19c). Nimm wahr, was sich bewegt.
- Mache die Bewegung langsamer, in Zeitlupe, und spüre genau hin, was deine Beine machen: Bewegen sich die Knie vor und zurück? Sind sie nach hinten durchgestreckt, nach vorne gebeugt oder bleiben sie in der Mitte? Wie fühlen sich deine Oberschenkel an? Die kannst du auch anfassen: Sind sie einigermaßen weich oder bretthart? Das Gleiche gilt für die Po-Backen. Spüre hin oder fasse sie an: weich oder hart? Was genau bewegst du?

Was genau bewegst du?

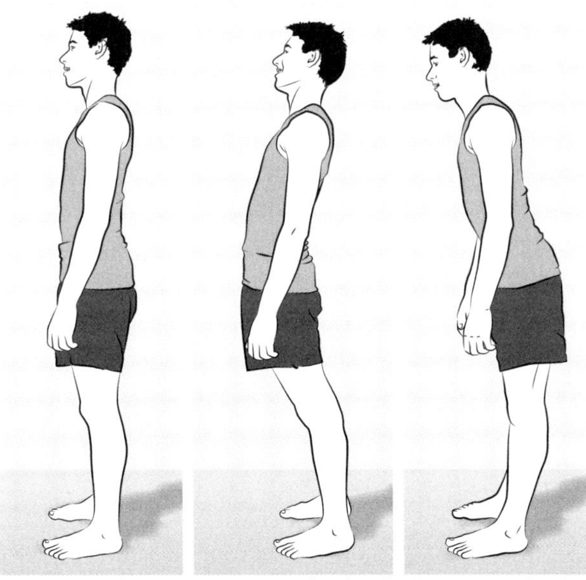

Abb. 19a Stehen mit Becken in der Mitte

Abb. 19b Beckenbewegung nach vorn

Abb. 19c Beckenbewegung nach hinten

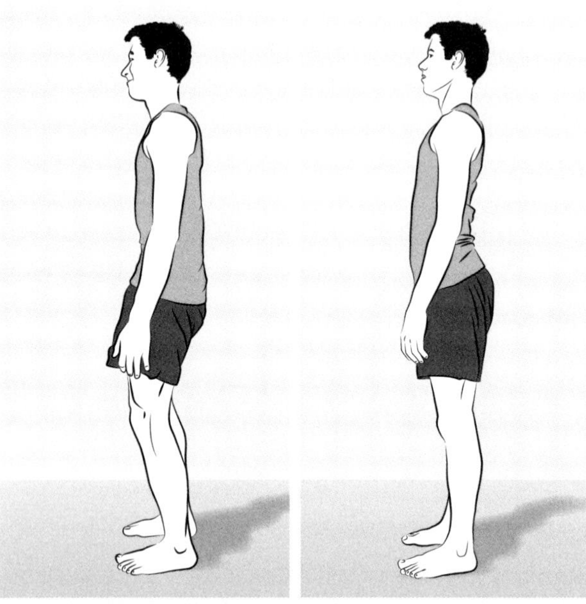

Abb. 20a Beckenschaukeln, Schambein nach oben

Abb. 20b Beckenschaukeln, Schambein nach unten

- Kehre in die Grundstellung zurück und bewege dein Becken so, dass du das Schambein nach oben Richtung Nase bewegst (Abb. 20a) und dann nach unten Richtung Füße (Abb. 20b).
- Geht nicht? Spüre mal zu deinen Knien. Sind die vielleicht nach hinten durchgedrückt? Aha, damit kann es ja nicht funktionieren. Mache die Knie also etwas weich (nicht wie John Wayne, Cowboy, das ist zu viel) und wiederhole die Bewegung mit Schambein Richtung Füße bzw. Richtung Nase.
- Bewegt sich was? O.K., dann vergleiche diese Art der Beckenbewegung mit der, die du am Anfang gemacht hast, und erspüre die Unterschiede.

Was konntest du wahrnehmen? Beide Varianten bewegen das Becken. Bei der ersten wird es vor- und zurückgestoßen, womit auch der Penis vor- und zurückstößt. Das Becken selbst bewegt sich dabei gar nicht. Wenn du eine randvolle Schüssel durch den Raum trägst, beförderst du zwar die Schüssel durch die Gegend, bewegst sie selbst aber nicht.

Die eine Bewegung ist mehr ein Stoßen, die andere eher ein Schaukeln.

In der zweiten Variante bewegst du das Becken selbst. Das Schambein bewegt sich nach unten, das Kreuzbein nach oben und umgekehrt. Wäre das Becken die gefüllte Schüssel, würdest du sie nach vorne auskippen, wenn das Schambein sich Richtung Füße bewegt. Mit der Bewegung Richtung Nase würdest du den Inhalt der Schüssel nach hinten ausleeren.

Das ist der offensichtlichste Unterschied: Das Becken selbst bewegt sich – oder nicht. Die eine Bewegung ist mehr ein Stoßen, die andere eher ein Schaukeln. Mit beiden Varianten kannst du deinen Penis führen und bewegen. Diesen Unterschied kannst du sehen. Kannst du ihn auch spüren?

Du siehst es zwar, aber es gibt nichts zu spüren? Kein Problem, nächste Übung.

Übung 11: Beckenbewegung im Liegen erkunden

Das ist im Grunde das Gleiche wie bei Übung 10, aber im Liegen. Der Boden gibt dir direkte Rückmeldung, was sich bewegt.

- Lege dich mit dem Rücken auf deine Gymnastikmatte (die du dir in der Zwischenzeit besorgt hast, oder?). Die Beine sind locker ausgestreckt (Abb. 21a).
- Drücke die Knie durch, spanne die Po-Muskeln fest an und lasse wieder locker. Lege doch mal die Hände unter die Po-Backen und probiere aus, wie sich mehr Spannung anfühlt.

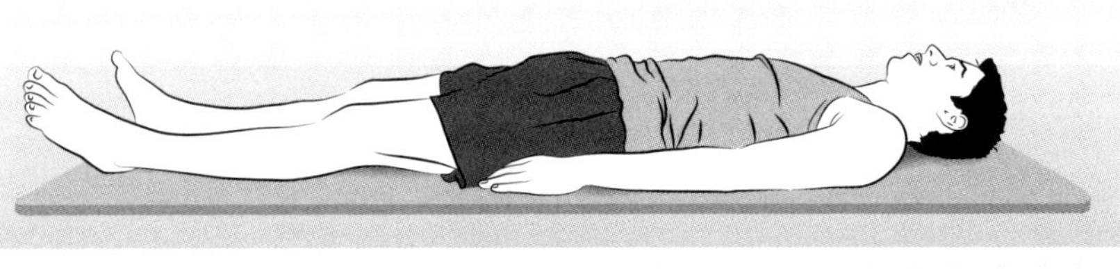

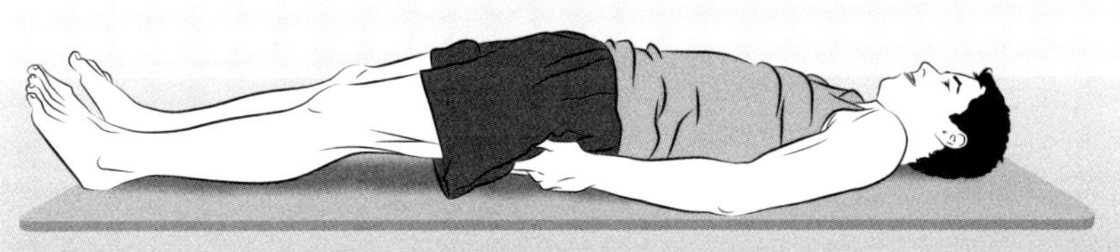

Abb. 21a Rückenlage, entspannt, **b** Rückenlage, durchgedrückt

- Jetzt drücke dich so durch, dass dich nur die Fersen und Schulterblätter tragen. So wie in einer Wasserrutsche zum Tempo-Machen. Das setzt allerdings voraus, dass dein Rücken absolut in Ordnung ist! Fass deine Po-Backen an, wie sie sich anfühlen (Abb. 21b). Erspüre deren Nussknacker-Qualitäten aber auch ohne Hände.
- Wiederhole beide Varianten, bis du die Bewegung erspüren kannst, also bis du „weißt", womit du die Bewegungen machst.

Dann ziehe die Knie an, so dass die Beine in den Knien etwa 90° gebeugt sind; beide Fußsohlen stehen flach auf dem Boden (Abb. 22). Wiederhole die Übungen in dieser Position.

- Spanne die Po-Backen an und beobachte, was das mit deinem Becken macht. Du kannst sie auch anfassen und es be-greifen.
- Hebe dein Becken (langsam, und auch das nur, wenn dein Rücken es zulässt) vom Boden ab, so dass du nur auf Füßen und Schulterblättern liegst (Abb. 23). Spüre mal zu Oberschenkeln und Po-Backen, in welchem Zustand die sind. Du kannst mit den Händen fühlen oder innen herum spüren.

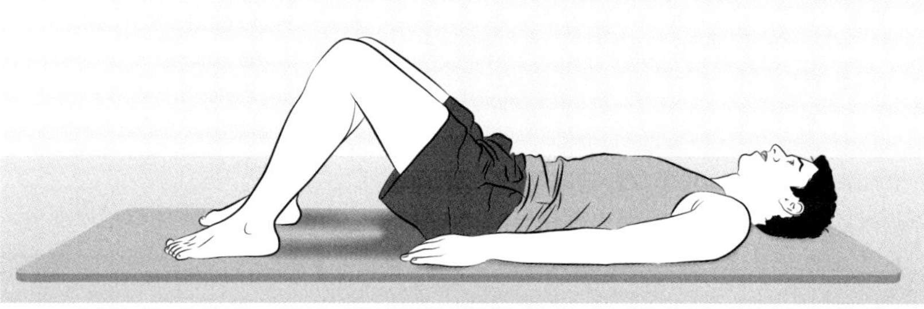

Abb. 22 Rückenlage mit angewinkelten Beinen, entspannt

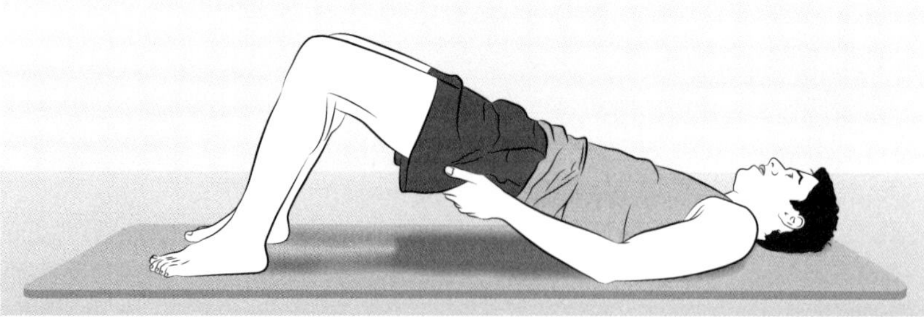

Abb. 23 Rückenlage, Schulterstand

- Wiederhole auch diese Bewegungen, bis du sie begriffen hast, bis du merkst, welche Muskeln du auf welche Art benutzt.

Eine andere Variante:
- Stelle dir vor, du liegst mit dem Becken auf dem Zifferblatt einer Riesenuhr. Dein Becken liegt in der Mitte, der Kopf auf der 12, die Füße auf der 6, die rechte Hand weist zur 9 und die linke zur 3.
- Jetzt kippe dein Becken Richtung 6 Uhr. Gehe nicht zu weit ins Hohlkreuz, es soll sich gut anfühlen. Danach langsam Richtung 12 Uhr. Wiederhole die Bewegung und spüre genau hin, wie du sie machst.
- Spiele auch mal mit der Richtung von 3 Uhr zu 9 Uhr: Was erlebst du, wenn du von 12 zur 3 zur 6 zur 9 einen großen Kreis machst? Das geht auch gegen den Uhrzeigersinn. Einfach hinspüren und wahrnehmen.

Jetzt kommt die Variante, in der das Becken schaukelt. Lass die Beine angestellt, wie sie sind.

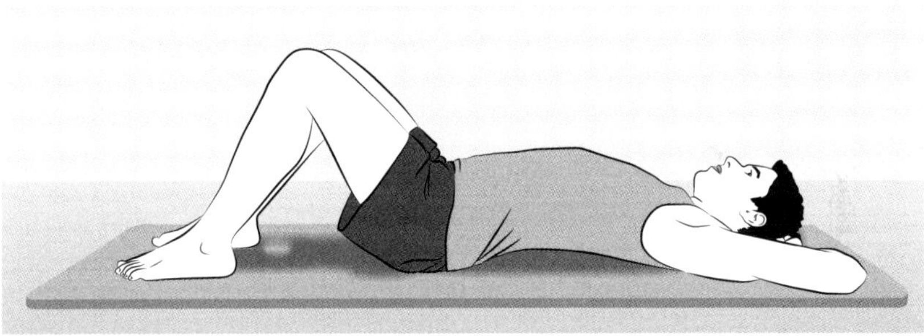

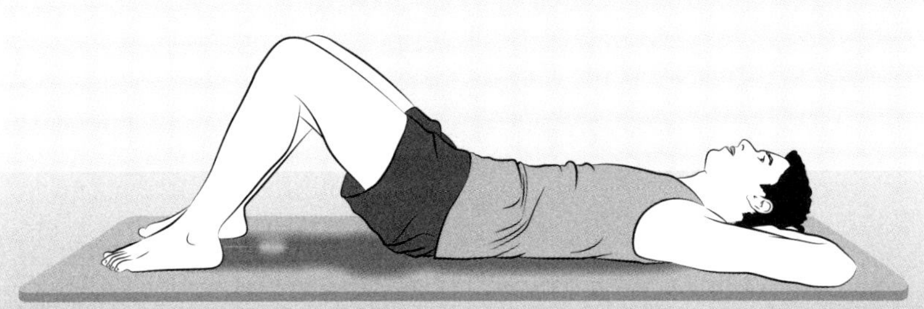

Abb. 24a Rückenlage, schaukeln Richtung Füße, **b** Rückenlage, schaukeln Richtung Nase

- Bewege dein Schambein (oder eine vorgestellte Gürtelschnalle) langsam Richtung Füße (Abb. 24a), danach Richtung Nase (Abb. 24b). Wiederhole die Bewegung und spüre nach, womit du sie erzeugst. Welche Muskeln benutzt du? In welchem Zustand sind Oberschenkel und Po-Backen? Erspüre, wie sich dein Penis bewegt. Wenn dein Penis steif wäre, welche Bewegung würde die Eichel machen – stoßen oder schaukeln?

So, gut gemacht! Jetzt zurück zu meiner Frage: Wie bewegst du dein Becken in der Partnersexualität? Stoßen oder Schaukeln? Beides geht, auf beide Arten kann Mann seinen Penis bewegen. Jede Methode hat ihre Vor- und Nachteile.

Hm, du hast den Unterschied zwischen Stoßen und Schaukeln zwar verstanden, also „mit dem Kopf", aber du bist dir nicht sicher, ob die Bewegung stimmt? Gut, eine Übung dazu.

Übung 12: Die untere Schaukel

Ausgangsposition ist wie zuletzt: Du liegst auf dem Rücken und hast die Beine angestellt.

- Richte deine Aufmerksamkeit auf deine Lendenwirbelsäule, etwa da, wo der Hosenbund verläuft und kurz oberhalb davon. Liegt dieser Teil der Wirbelsäule auf dem Boden oder nicht? Mache an dieser Stelle etwas Platz zwischen Matte und Rücken, erst für einen Käfer, dann für eine Maus. Drücke dich nicht voll durch ins Hohlkreuz, sondern langsam und mit Gefühl. Dann wieder zurück, von der Maus bis zum Käfer und schließlich flach auf die Matte. Voilà, andere Vorstellung, gleiche Bewegung.
- Noch eine Variante: Richte deine Aufmerksamkeit auf deinen Penis und bewege ihn. Stell dir vor, dein Lieblingsmensch kniet in der Reiterposition auf dir und du willst eindringen. Wie machst du das, ohne deinen Hintern von der Matte abzuheben? Hole mit deinem Penis nach „hinten unten" aus und dringe mit einer Bewegung nach „oben vorne" ein. Schaukeln statt Stoßen! Auch das müsste zur gleichen Bewegung führen, nur die Vorstellung ist wieder eine andere.

Jetzt bist du in der Lage, die Frage, wie du dein Becken in der Sexualität mit dir oder anderen bewegst, vorläufig zu beantworten. Ich sage mit Absicht vorläufig, weil ich es noch genauer wissen will. An dieser Stelle geht es erst mal um die Wahrnehmung deiner Beckenbewegung: vor- und zurückstoßen, auf und ab schaukeln, hin und her kreisen. Finde und benutze deine eigenen Worte zur Beschreibung dafür. Wichtig ist, dass du deine Bewegung spüren kannst und eine innere Vorstellung davon hast.

Deine Körperspannung und -haltung

Wir machen weiter mit dem spannenden Thema Körperspannung und beziehen die Fragen aus dem Beckenkapitel auch auf den Rest deines Körpers. Wo erzeugst du wie Spannung im Körper? Wo zu viel und wo zu wenig? Und was hat das mit Sex zu tun?

Wo erzeugst du wie Spannung im Körper?

Schau dir irgendeine Sportsendung an, völlig egal welche (naja, O. K.: kein Schach, kein Angeln). Wie bewegen sich Sportler? Sind sie dabei in einem entspannten Zustand? Wohl kaum. Wer zum Elfmeterpunkt schlurft, hat keine Chance, den Ball ins Tor zu bekommen. Heißt das umgekehrt, dass Sportler unter Hochspannung stehen? Zumindest nicht muskulär (den inneren Stress sieht man meistens nicht). Denn auch mit durchgestreckten Knien und steifen Armen hat Mann keine Chance auf sportliche Leistung. Es geht also um einen gut-gespannten, einen dynamischen Zustand, der es ermöglicht, Kraft zu entwickeln, indem die Muskeln ihre Arbeit machen, aber genauso wieder loslassen können, wenn die Anforderung vorüber ist.

Selbst wenn Sex relativ wenig mit Sport zu tun hat (obwohl viele ihn als solchen betreiben), ist es bewegungsmäßig sinnvoll, auch im Liebesspiel in einem dynamischen Zustand zu sein. Die meisten Männer, die ich in der Praxis sehe, haben eher ein Problem mit dem Loslassen als mit dem Anspannen. Das liegt daran, dass wir Männer eher auf Anstrengung, Leistung-Bringen und Durchhalten dressiert werden. Da geht ein Gespür für feine Wahrnehmungen schnell verloren und wir brauchen dann starke, kräftige Impulse, um überhaupt etwas zu spüren.

Die meisten Männer haben eher ein Problem mit dem Loslassen als mit dem Anspannen.

Treffend auf den Punkt gebracht hat es ein ambitionierter Radfahrer mit Erektionsstörungen, als ich ihn gefragt habe, was denn das Geile am Radfahren für ihn ist: „Wenn die Muskeln so brennen und ich kurz vorm Schreien bin!“

Verstehe mich nicht falsch: Dieses Gefühl hat seinen Reiz, Mann fühlt sich lebendig, spürt die Kraft, die in einem steckt und ist tierisch stolz, wenn man es zu Ende gebracht hat. Ich liebe dieses Gefühl! Auch die Entspannung nach der Totalerschöpfung fühlt sich prima an. Es ist ein geiles Gefühl – archaisch, kraftvoll, potent! Ich will das garantiert niemandem nehmen. Mein Vorschlag ist, auch andere Gefühle, oder besser gesagt Körperzustände, zu kennen und zu nutzen. Körperzustände, die für ein Liebesspiel sinnvoller sind als brennende, schmerzende Muskeln.

Genug Theorie, ran ans Spüren. Wie ist deine Körperspannung genau jetzt beim Lesen? Verändere nichts an deiner Haltung und spüre mal deinen Körper durch. Füße auf dem Boden, auf der Couch, ein Bein übergeschlagen? Beine gestreckt, durchgestreckt, gebeugt, eines so, eines anders? Po und Oberschenkel liegen auf oder hängen rum? Penis links oder rechts? Lendenwirbelsäule gerade, im Hohlkreuz oder am durchhängen? Bewegt sich dein Bauch oder deine Brust durch das Atmen? Halten die Arme das Buch frei oder liegen sie auf? Liegt dein Kopf auf oder hältst du ihn mit den Muskeln? Ist dein Kiefer geschlossen oder ist da Platz zwischen den Zahnreihen? Hat deine Stirn Falten oder ist sie glatt?

Body-Scans sind simple, geführte Selbstbeobachtungen.

Diese Übung hat einen Namen: Was du gerade gemacht hast, ist ein sogenannter Body-Scan. Body-Scans sind simple, geführte Selbstbeobachtungen, mit denen du übst, deinen Körper wahrzunehmen. Das ist der Unterschied zum Autogenen Training oder zur Progressiven Muskelrelaxation: Dort werden Körperzustände gezielt verändert. Beim Body-Scan geht es nur um das reine Wahrnehmen. Nichts verändern, nichts machen, nur spüren, wahrnehmen, die Aufmerksamkeit darauf richten. Die Methode ist uralt, aber durch die gerade sehr angesagten achtsamkeitsbasierten Ansätze wiederentdeckt und sogar wissenschaftlich untersucht worden.

Das hier war eine relativ kurze und schnelle Variante eines Body-Scans. Suche doch im Internet danach und du findest Unmengen anderer Varianten: kurze und lange, mit und ohne Hintergrundgedudel, mit Männerstimme oder Frauenstimme. Suche dir einen aus und baue einen Body-Scan täglich in deinen Alltag ein. Zum Beispiel immer dann, wenn du von der Arbeit nach Hause kommst. Oder immer morgens vor dem Aufstehen. Es muss nicht lange sein, die Regelmäßigkeit ist das Entscheidende.

Wir machen noch eine Übung, um Körperspannung spüren zu lernen. Das ist tatsächlich schwieriger, als es klingt. Warum? Der Fisch weiß nicht, dass er im Wasser schwimmt. Erst wenn man ihn rausholt, merkt er, dass etwas anders ist. So verhält es sich mit deiner Muskelspannung auch. Seit vielen Jahren wirkt die Schwerkraft auf deinen Körper, irgendwie stellst du dich ihr entgegen, den ganzen Tag. Außer beim Schlafen, aber auch da wirkt die Schwerkraft. Du hast dir im Lauf deines Lebens einen Umgang mit der Schwerkraft angewöhnt, der mehr oder weniger vorteilhaft ist.

Stell dir einen Turm aus Blauklötzen vor. Wann ist der am stabilsten und hat den besten Stand gegen bzw. in der Schwerkraft? Dann, wenn die Klötzchen gut aufeinander stehen und der Schwerpunkt des Turms über seiner Grundfläche liegt. Wenn unten ein Klötzchen rausschaut, ist das kein Problem, solange oben eines auf der Gegenseite rausragt. Oder wenn mehrere andere das ausgleichen. Solange sich Unregelmäßigkeiten ausgleichen, steht der Turm aufrecht. Übertrage dieses Bild auf dich, wenn du stehst.

Übung 14: Dein Stand

- Stell dich mit deiner Vorderseite vor einen Spiegel, am besten in eng anliegender Kleidung (oder nackt). Stelle dich erst mal so, wie du stehst, wenn du irgendwo herumstehst und nicht auf deinen Stand achtest, also in deiner Lieblings-Stand-Haltung.
- Unterteile deinen Körper in Bauklötzchen: Füße, Unterschenkel, Oberschenkel, Becken, Bauch, Brust mit Schultern und dranhängenden Armen, Hals und Kopf. Schau, wie die Klötzchen übereinander stehen. Nimm es einfach wahr, ohne etwas zu verändern.
- Achte z.B. darauf: Sind die Knie gleich hoch? Steht das Becken waagrecht? Sind die Brustwarzen, die Schultern, Ellenbogen, Hände auf gleicher Höhe? Ist dein Kopf gerade?
- Wenn du enganliegende Kleidung trägst: Gibt es auf einer Seite Falten, die auf der anderen Seite nicht sind? Bist du nackt, achte auf Hautfalten oder auch Wölbungen, die auf einer Seite anders sind als auf der anderen. Und keine Angst: Jeder hat da Einseitigkeiten!
- Drehe dich zur Seite und schaue dich im Profil an. Stehen die Knie über den Fersen, sind sie nach hinten durchgedrückt oder weich oder nach vorne gebeugt? Steht dein Oberschenkel auf dem Unterschenkel? Sitzt das Becken über dem Oberschenkel? Ist es nach vorne oder hinten gekippt? Wie sieht es mit der Lendenwirbelsäule aus?

Im Hohlkreuz, flach, überstreckt? Sind deine Schultern nach vorne gebeugt oder nach hinten gezogen? Kommt dein Hals gerade aus der Brust oder hat er eine Tendenz nach vorne oder hinten? Ruht dein Kopf auf dem Hals wie eine Kugel in einer Schale oder rollt er nach vorne oder hinten?

- Denke dir eine senkrechte Linie von den Knöcheln hoch zur Decke und schaue: Was ist auf, hinter und vor der Linie?
- Dann schließe die Augen und sieh es dir von innen an. Mache ein inneres Foto von diesem Zustand. Das ist der Ist-Zustand. Es ist, wie es ist, und das ist jetzt und heute gut so.
- Fang an, mit deiner Haltung zu spielen. Suche dir eine Haltung aus, in der du die größte Asymmetrie in deinem Körper beobachten kannst und versuche mal, sie auszugleichen. Angenommen, du siehst, dass eine Schulter höher ist als die andere, das kommt häufig vor: Was musst du tun, damit die Schultern auf eine Höhe kommen? Eine heben oder/und die andere senken. Probiere beides aus. Was fühlt sich wie an? Mach es mit offenen Augen, komme in deine Ursprungshaltung zurück, dann wiederhole die Übung mit geschlossenen Augen. Mach die Augen auf und vergleiche, ob du es spüren kannst, wenn dein Körper im Gleichgewicht ist.

An dieser Stelle geht es darum, wahrzunehmen, was gerade im Moment ist. Veränderungen wie Aufrichtungen und Ausbalancierungen sind sinnvoll und möglich, aber das ist jetzt nicht unser Schwerpunkt. Wir sind immer noch dabei, die Wahrnehmung für deinen eigenen Körper auszubilden.

Es geht darum wahrzunehmen, was gerade im Moment ist.

Dazu noch eine andere Übung, die auch sehr dabei helfen kann, verschiedene Spannungszustände wahrzunehmen. Lass dir das mal auf der Zunge zergehen: Dich wahrnehmen heißt, dich als **wahr** anzu-**nehmen**, dich zu begreifen.

Wir spielen mit den Polen der An- und Entspannung.

Übung 15: Progressive Muskelrelaxation

Die Übung kannst du im Sitzen oder Liegen ausführen, wie es dir lieber ist. Mach es dir für ca. 15–20 Minuten bequem. Hast du Erfahrung mit der Übung, kannst du auch eine Kurzform von ca. 5 Minuten Dauer machen. Es geht darum, den Unterschied zwischen An- und Entspannung zu spüren (also bitte nicht anspannen, bis die Muskeln brennen). Auch die Atmung ist jetzt zweitrangig. Halte den Atem beim Anspannen nicht an und löse die Spannung mit dem Ausatmen. Atme einfach, wie es geschieht.

- Beginne mit deiner dominanten Seite (bei Rechtshändern die rechte). Richte deine Aufmerksamkeit auf die Hand und den Unterarm und spanne beide an. Balle die Hand zur Faust. Halte diese Spannung ca. 5–10 Sekunden, dann lasse mit dem Ausatmen los. Spüre für mindestens 20–30 Sekunden nach. Wie fühlt sich dein Unterarm jetzt an? Welche Veränderungen kannst du nach dem Lösen der Spannung wahrnehmen? Wie fühlt sich der rechte Unterarm im Vergleich zum linken an? Einfach nur wahrnehmen und spüren.
- Nimm den Oberarm dazu. Beuge den Ellenbogen und spanne den ganzen Arm von der Schulter bis zur Faust an. Halte die Spannung ca. 5–10 Sekunden und löse sie mit dem Ausatmen (wenn du vertrauter mit der Übung bist, variiere das Ausatmen mal mit geschlossenem oder geöffnetem Mund). Spüre für 20–30 Sekunden nach, was du wahrnimmst.
- Wiederhole es mit der anderen Seite – erst Hand und Unterarm, dann den Oberarm dazu.
- Jetzt kommen die Beine an die Reihe. Beginne auch hier mit der dominanten Seite. Spanne den Fuß samt Unterschenkel an, krümme die Zehen, spanne die Wade an, hebe die Ferse etwas hoch (1–2 cm). Halte die Spannung auch hier 5–10 Sekunden und lasse dann mit dem Ausatmen los. Spüren und Wahrnehmen.
- Nun nimm den Oberschenkel dazu: Spanne das ganze Bein von der Hüfte über das Knie bis zu den Füßen an. Oft hilft es, die Ferse in den Boden zu drücken oder die Füße in den Boden zu krallen (im Sitzen) bzw. das ganze Bein gegen die Unterlage zu drücken (im Liegen). Wie immer 5–10 Sekunden halten, mit dem Ausatmen loslassen und 20–30 Sekunden nachspüren. Das Prinzip kennst du jetzt.
- Das andere Bein ist dran. Versuche, immer nur den angeleiteten Körperteil anzuspannen und den Rest des Körpers entspannt zu lassen. Dazu brauchst du etwas Übung, denn es setzt voraus, dass du das überhaupt wahrnimmst.

- Jetzt ist das Becken dran. Spanne die Po-Backen an, als wolltest du dazwischen Nüsse knacken, ziehe den Anus hoch Richtung Nase und bringe den Penis nach oben. Halten, Loslassen mit dem Ausatmen, Nachspüren. Weil es so schön war, eine zweite Runde.
- Weiter geht's nach oben, also Bauch und unterer Rücken. Pass beim Anspannen auf deinen Rücken auf: Es darf nicht wehtun! Entscheidend ist die Spannungserhöhung, nicht das Bewegen. Also: Spanne den Bauch an und den unteren Rücken. Halten, Ausatmen, Loslassen, Nachspüren.

Den Unterschied zwischen An- und Entspannung spüren

- Schultern und oberer Rücken: Ziehe die Schultern hoch Richtung Ohren, atme tief ein und halte die Luft an, spanne die Brustmuskeln an. Mit dem Ausatmen lässt du die Schultern sinken, löst die Spannung und spürst nach. Variiere mal die Richtung der Schultern. Schiebe die Schultern nach unten Richtung Hintern, dein Brustbein kommt dabei nach oben. Mache dich voll mit Luft und halte die Spannung für 5–10 Sekunden. Löse die Spannung mit dem Ausatmen und spüre nach.
- Jetzt der Kopf: Presse die Zähne aufeinander, rümpfe die Nase und runzele die Stirn. Ziehe den Kopf nach oben, als wollte er vom Hals wegstreben. Mit dem Ausatmen lösen, nachspüren.
- Zum Schluss mache einmal alles: Spanne dich von Kopf bis Fuß für 5–10 Sekunden. Alles, woran du dich aus den Einzelanleitungen erinnerst, wiederholst du und löst es mit dem Ausatmen. Spüre zum Abschluss eine Minute nach.

Das ist eine wunderbare Übung: einfach und effektiv! Perfekt zum Spüren. Mache auch das regelmäßig, abwechselnd mit dem Body-Scan zum Beispiel. Übe es kurz, aber dafür regelmäßig. Ich wiederhole mich jetzt: Ziel ist, dass du ein Gespür dafür entwickelst, was deine Muskelspannung bewirkt. Einfach nur wahrnehmen.

Übe es kurz, aber dafür regelmäßig.

Wenn du merkst, wie du dich hältst, wie du Muskelspannung benutzt, dann setze diese Fähigkeit beim Sex ein und beobachte dich. Beantworte dir die folgenden Fragen:

Wenn du es dir selber machst, wo in deinem Körper ist dann Anspannung, wo ist Entspannung?

Wenn du in der Partnersexualität bist: Unterteile in für euch typische Phasen und beobachte dich. Wann setzt du wo Anspannung ein, wann und wo Entspannung? Achte auch auf die Übergänge vom einen zum anderen. Bleibe beim Beobachten, die weiteren Schritte kommen später.

Ich fasse kurz zusammen, was wir bisher in Erfahrung gebracht haben. Die Leitfrage ist immer noch: Wie machst du dein Penisproblem?

- Wie bewegst du dein Becken? In der Selbstbefriedigung und in der Partnersexualität.
- Wie benutzt du Muskelspannung im Körper? Auch hier bei Selbstbefriedigung und Partnersexualität.

Sehr schön, wir nähern uns der Sache. Weiter geht's mit deiner Atmung.

Dein Atem

Warum ist der Atem wichtig? Das ist einfach zu erfahren: Höre einfach einmal auf zu atmen! Du kannst auf alles verzichten: bewegliches Becken, dynamischen Muskeltonus, Sex insgesamt, aber auf Atmen kannst du nicht verzichten.

Was hat dein Atem aber mit deinem Projekt zu tun? Über den Atem kommen die Gefühle mit ins Spiel. Jedes Gefühl geht mit einem bestimmten Körperzustand einher, zu dem ein bestimmtes Atemmuster gehört. Glaubst du nicht? Probiere es aus!

Übung 16: Körperzustand und (Körper-)Gefühl beim Fernsehen

Schau dir deine Lieblings-Comedysendung an, aber nicht gemütlich auf der Couch, sondern so:

- Setze dich auf die Couch, presse die Beine aneinander, Knie an Knie und die Unterschenkel noch verschränkt.
- Kreuze die Arme vor der Brust und ziehe die Schultern nach vorne, so dass der Schultergürtel rund ist.
- Erzeuge Spannung im ganzen Körper, aber nur so viel, dass du 10–15 Minuten so sitzen kannst.

Wie lustig ist die Sendung noch?

Dieses Phänomen nennt sich Embodiment und spielt in der Psychotherapie eine immer größer werdende Rolle. Es geht darum, dass einerseits der Körper das zum Ausdruck bringt, was Mann fühlt und denkt. Andererseits bringen aber auch Gefühle und Gedanken zum Ausdruck, was der Körper gerade macht und spürt. Da sind sie wieder, die drei Faktoren: Körper, Gefühle, Gedanken.

Genau deswegen spielen Körper und Atmung eine zentrale Rolle, auch in der Sexualität. Egal ob Waschbrett- oder Waschbärbauch, das bewusst gefühlte Erleben ist das Wichtige beim Sex. Da entscheidet sich, ob Sex zum Lustspiel wird oder zur Tragödie.

Die körperliche Gestimmtheit lässt sich über die Atmung relativ gut beeinflussen.

An der Atmung lässt sich die körperliche Stimmung sehr gut ablesen. Umgekehrt lässt sich die körperliche Gestimmtheit über die Atmung auch relativ gut beeinflussen. Deshalb frage ich dich noch einmal: Wie atmest du beim Sex? Die meisten Männer in der Praxis sagen dann: „Keine Ahnung. Noch nie darauf geachtet.“ Ja, das macht ja auch kein normaler Mensch. Das Atmen läuft von allein und das ist gut so. Aber auf welche Weise kann man denn atmen?

Übung 17: Atemräume

Mache es dir in Rückenlage bequem für 10–15 Minuten.

- Lege eine Hand auf den Bauch, ungefähr auf Höhe des Nabels, die andere auf die Brust (Abb. 25).

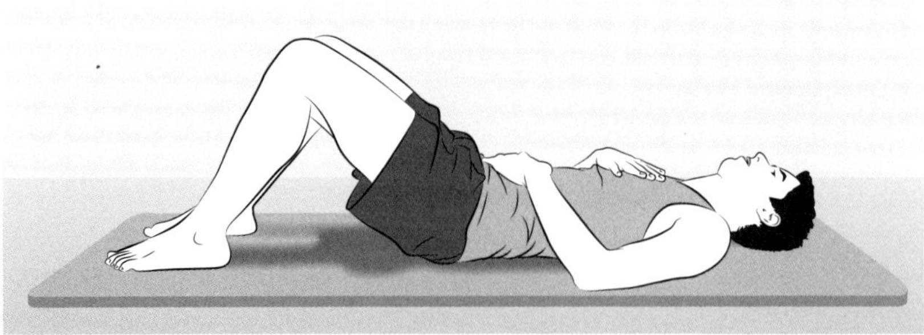

Abb. 25 Atemräume

- Atme ruhig und regelmäßig und beobachte, welche Hand sich hebt.
- Richte deine Aufmerksamkeit auf diese Hand und schaue (innen herum, spüren) wie sie sich im Atemrhythmus bewegt. Bewegen sich beide Hände, suche dir eine zum Erspüren aus. Dann lenke deine Aufmerksamkeit auch zur anderen Hand.
- Jetzt fange an damit zu spielen: Richte die Aufmerksamkeit auf die Hand auf dem Bauch und bringe diese Hand (die Brusthand bleibt still) mit dem Einatmen nach oben und mit dem Ausatmen nach unten. Wie machst du das?
- Unterstütze diese Atmung durch das Schaukeln mit dem Becken. Mit dem Einatmen füllt sich dein Bauch, du machst ein leichtes Hohlkreuz, dein Schambein bewegt sich Richtung Füße. Beim Ausatmen umgekehrt: Dein Bauch senkt sich, dein unterer Rücken bekommt wieder Kontakt zur Matte, dein Schambein bewegt sich Richtung Nase.
- Dann achte auf die Brusthand und versuche, sie mit dem Einatmen Richtung „vorne oben" (Richtung Nase) zu bringen, und beim Ausatmen wieder sinken zu lassen. Mit welchen Muskeln machst du das? Geht es auch umgekehrt, also beim Einatmen sinken lassen? Was fühlt sich besser an?
- Nimm die Hände weg und spüre die Atembewegungen innen herum, also mit der Aufmerksamkeit auf dem Bauch bzw. der Brust und dem Brustbein.
- Lege die Hände wieder auf, atme tief, so dass beide Hände sich bewegen. Hebe mit dem Einatmen zuerst die Bauchhand, dann die Brusthand. Versuche es mal umgekehrt, erst die Brusthand, dann die Bauchhand. Und jetzt gleichzeitig.
- Bleibe bei der Atmung, mit der sich beide Hände gleichzeitig bewegen und beobachte die Bewegung beider Hände. Lass die Entfernung der Hände beim Einatmen größer werden und beim Ausatmen kleiner. Wenn du die Beckenschaukel dazunimmst und deinen Brustkorb samt Schultern sich im Rhythmus des Atems bewegen lässt, machst du eine doppelte Schaukelbewegung! Die begegnet uns wieder auf Seite 77, beim sogenannten wellenförmigen Erregungsmodus.
- Nimm die Hände weg, spüre die gleiche Bewegung mit deinem Penis und deinem Brustbein als Bezugspunkten.

Mit dieser Übung hast du deine Atemräume entdeckt. Wenn du mehr über die Anatomie und Funktion des Atmens wissen willst, schau im Internet. Es gibt sehr schöne Animationen dazu und massenhaft Literatur. Hier und jetzt ist aber nicht wichtig, was du über das Atmen weißt, sondern dass du spürst, wie und wohin du atmest.

Richte deine Aufmerksamkeit in Alltagssituationen immer wieder auf deine Atmung.

Übung 18: Atem im Alltag

Richte deine Aufmerksamkeit in den nächsten Tagen in Alltagssituationen immer wieder mal auf deine Atmung, z. B. beim Zähneputzen, beim Autofahren, wenn du dich aufregst, beim Fernsehen, wenn es emotional wird (von spannend über lustig bis traurig), wenn du Stress hast, beim Sport, beim Laufen, beim Essen. Einfach immer, wenn du daran denkst: mal eben kurz hinspüren.

Dafür sind die Achtsamkeits-Apps für Smartphones sehr hilfreich. Lass dich im Abstand von 30 Minuten durch einen Ton oder eine Vibration daran erinnern, hinzuspüren, wie du atmest. Dauert 3 Sekunden.

Jetzt will ich von dir wissen: Wie atmest du bei der Selbstbefriedigung und wie in der Partnersexualität? Also beobachte dich auch einmal dabei. Wahrscheinlich gibt es verschiedene Phasen: das Aufwärmen, das Anheizen, das Durchstarten, das Erholen. Wie atmest du wann? Einfach nur beobachten und zunächst noch nichts verändern.

Wir sind immer noch beim Informationen-Sammeln. Diese haben wir bis jetzt:

- Wie bewegst du dein Becken?
- Wie setzt du Muskelspannung ein?
- Wie atmest du?

So langsam können wir uns ein Bild davon machen, wie du dein Problem machst. Ein wichtiger Faktor fehlt allerdings noch.

Deine Aufmerksamkeit

Last, but not least geht es jetzt um die sogenannte Aufmerksamkeitssteuerung: Wo bist du mit deinem Kopf? Woran denkst du beim Sex? Das ist das, was die Urolog*innen meinen, wenn sie sagen „Das ist im Kopf."

Männer mit Penisproblemen denken in der Regel beim Sex genau an dieses Penisproblem. Und siehe da: Es erscheint! Oh welch ein Wunder! Eben nicht! Das ist kein Wunder, sondern ganz logisch. Sowohl psycho-logisch wie auch physio-logisch.

Woran denkst du beim Sex?

„Energy flows where attention goes!", sagt man im Englischen. Auf Deutsch: Die Energie folgt der Aufmerksamkeit. Zum Beispiel bei der Erektionsstörung:

- Die Angst vor dem Misserfolg und allem was mit dranhängt (Scham, Angst vor Beziehungsverlust, Streit und Vorwürfe usw.) führt zu
- Gedanken wie „Hoffentlich klappt es diesmal.", „Diesmal muss es einfach gehen.", „Ich muss mich nur konzentrieren und alles geben."
- Damit gehen körperliche Stressreaktionen einher: Der sympathische Teil des Nervensystems ist aktiv, der Körper ist im Stress, steht innerlich vor dem Säbelzahntiger und macht sich bereit zum Kämpfen oder Fliehen.
- Beim Kämpfen wie beim Fliehen ist eine Erektion ziemlich im Weg. Also schaltet der Körper sie ab.
- Womit sich der Kreislauf aus Angst und Misserfolg schließt (und das leider oft sehr stabil).

Ob die Gefühle zuerst da sind oder die Gedanken, ist hier zweitrangig. Uns interessiert, wozu der Kreislauf von Gedanken und Gefühlen führt, nämlich zum Verlust der Erektion. Auch die Zu-früh-Kommer kennen diesen frustrierenden Kreislauf in ihrer eigenen Variante.

Aus dem Kreislauf von Angst und Misserfolg kommt man raus!

Aus diesen Kreisläufen kommt man raus! Nicht gerade einfach und es gibt kein Patentrezept – aber es ist zu schaffen! Aufmerksamkeit spielt dabei eine wichtige Rolle. Also zurück zu unserer Frage: Wo bist du mit deiner Aufmerksamkeit beim Sex? Auch hier ist die Unterscheidung zwischen Selbstbefriedigung und Partnersexualität wichtig, weil das schon Hinweise liefert, wo sich ein Weg aus der Gedankenspirale finden könnte.

Also ran ans Werk. Wie ist es bei der Selbstbefriedigung? Beantworte dir die folgenden Fragen:

- Woran merkst du, dass du Lust darauf hast?
- Wozu machst du es dir selbst? (Langeweile, Gelegenheit, Gewohnheit, Ablenkung, Entspannung …)
- Wie bringst du dich in Fahrt? Worauf richtest du deine Aufmerksamkeit? Ist es Kopfkino, also Erinnerungen, Fantasien oder innere Bilder? Oder sind es reale Bilder, im Sinne von Pornos, die du dir anschaust? Oder konzentrierst du dich auf die körperlichen Empfindungen, während du deinen Penis stimulierst?

Wo bist du mit der Aufmerksamkeit, wenn du richtig heiß bist?

- Wo bist du mit der Aufmerksamkeit, wenn du richtig heiß bist: bei Gedanken oder Gefühlen oder Körperempfindungen? Was steht im Vordergrund?
- Wenn du zum Höhepunkt kommst: Gibt es dann Gedanken oder nur Körperempfindungen? Wie lange hält das an, wann ist der Kopf wieder an?

Wenn du verschiedene Arten der Selbstbefriedigung nutzt, gibt es wahrscheinlich auch verschiedene Antworten auf diese Fragen. Das ist gut so. Je mehr Vielfalt, desto mehr Gestaltungsmöglichkeiten. Mache dir deine Möglichkeiten deutlich und schaue, wann du es wie machst.

Dann zur Partnersexualität. Im Grunde sind es dieselben Fragen, jetzt auf dein Liebesspiel bezogen:

- Was lenkt deine Aufmerksamkeit auf Sex? Woran merkst du, dass du Lust drauf bekommst?
- Wozu machst du eigentlich Sex? Entspannung, Revier markieren, Gewohnheit, Liebe, Langeweile, Genuss …
- Wie ist es in der Anfangsphase, wie auch immer die bei dir bzw. euch aussieht? Wo bist du mit deiner Aufmerksamkeit? Bei deinem Problem? Bei deiner Lust? Bei deinem Körper? Bei der Lust deiner Partnerin (deines Partners)? In der Zukunft („Diesmal wird es klappen!"), in der Vergangenheit („Letztes Mal hat es nicht geklappt.") oder im „Hier und Jetzt"?

Sammle so viele Informationen über dich selbst, wie du kannst.

- Wenn du so richtig schön in Fahrt bist, wo ist dann deine Aufmerksamkeit? Bei deinen körperlichen Empfindungen, bei deiner Erregung? Beim Erspüren deiner Partnerin (bzw. deines Partners)? Oder machst du dir Gedanken (Sorgen?) darüber, was deine Partnerin (dein Partner) jetzt wohl braucht und will, oder was sie gerade fühlt und denkt?
- Wo ist deine Aufmerksamkeit, wenn du einen Orgasmus hast? Bei der körperlichen Empfindung? Oder denkst du etwas dabei?
- Und danach? In der Abkühlphase? Schwelgst du in irgendwelchen Gefühlen? Fällst du direkt ins postorgastische Koma? Oder machst du dir Gedanken, welche Gedanken deine Partnerin (dein Partner) wohl hat?

Sammle so viele Informationen über dich selbst, wie du kannst.

Erste Bilanz

Wir fassen mal zusammen, was du bisher *durch* Erfahrung über dich *in* Erfahrung gebracht hast. Vielleicht schreibst du es dir auf, weil es dir später helfen kann, wenn du dein Penisprojekt formulierst.

Dein Becken: Wie benutzt du dein Becken? Stoßen oder Schaukeln? Schnell oder langsam? Zart oder hart? Wann wie? Unterscheide Selbstbefriedigung und Partnersex.

Deine Körperspannung: Wie setzt du deinen Körper ein? Schnelle kraftvolle Bewegungen? Langsam und zart? Schnell und zart? Langsam und kraftvoll? Wann wie? Wie machst du es in der Selbstbefriedigung und wie in der Partnersexualität?

Dein Atem: Was macht dein Atem, wenn du Sex mit dir selbst oder mit anderen hast? Welches ist dein bevorzugtes Atemmuster? Bauch oder Brust oder beides? Je nach Situation verschieden? Wann ist es wie?

Aufmerksamkeit: Wo ist deine innere Aufmerksamkeit? Auf was konzentrierst du dich? Beim Sex mit dir selbst und beim Sex mit anderen? Bist du eher bei der körperlichen Empfindung, eher bei deinen Gefühlen oder mehr bei den Gedanken? Wovon hängt es ab?

Warum ist das alles wichtig für ein lustvolles Liebesspiel?

Körper, Gefühle und Gedanken hängen eng miteinander zusammen und beeinflussen sich wechselseitig.

Körper, Gefühle und Gedanken hängen eng miteinander zusammen und beeinflussen sich wechselseitig.

Unterscheidungen in „das ist körperlich" oder „das ist psychisch" haben mit dieser Sichtweise keinen Sinn mehr. Es geht vielmehr darum, die verschiedenen Aspekte in ihrer Wechselwirkung zu nutzen.

> **Praxisbeispiel**
> Ein Mann geht mit einem mulmigen Gefühl ins Liebesspiel, weil er Probleme mit der Erektion hat (oder sonst irgendein Versagen befürchtet). Das wird seine Atmung beeinflussen, seine Muskelspannung, seine Bewegungsmuster, seine Aufmerksamkeit. Angst führt zu höherer Muskelspannung und flacherem, schnellerem Atem. Damit kommt er in einen inneren Alarmzustand (Kämpfen oder Fliehen); Genuss und Hingabe sind weit weg. Über die Aufmerksamkeitssteuerung auf die körperlichen Prozesse (Atmung, Bewegungsmuster, Muskelspannung) lenkt er seine Aufmerksamkeit von den angstvollen Gedanken (mit den entsprechenden körperlichen Auswirkungen) weg. Über Veränderungen dessen, was er körperlich tut – also seine konkreten Handlungen – steuert er seine Gefühle und seine Gedanken hin zu mehr Lust. Klingt einfach, ist es aber nicht!

Deswegen kommen wir wieder zurück zu dir und deiner ersten Bilanz. Das ist dein Status quo, deine Art und Weise sexuell zu sein – hier und heute. Der hat sich im Lauf deines Lebens so entwickelt. Alle deine Lebenserfahrungen auf körperlicher, emotionaler und gedanklicher Ebene haben dazu geführt, dass du heute so bist, wie du bist, und dass du Sex so machst, wie du ihn machst. Und das ist gut so.

Alle deine Lebenserfahrungen haben dazu geführt, dass du Sex so machst, wie du ihn machst.

Ich sehe in dir in erster Linie das, was du alles kannst und tust. Deswegen wollte ich auch so genau wissen, wie du Sex machst. Wie siehst du dich? Siehst du nur, was du alles nicht kannst und nicht tust, oder siehst du auch, was du alles im Laufe deines Lebens gelernt hast?

Ich vermute mal, du siehst eher das halbleere Glas als das halbvolle. Das ist verständlich, denn Penisprobleme machen einem das Leben echt schwer. Sie fühlen sich schlimm an und ziehen einen runter. Es ist etwas anderes, ob Mann einen gebrochenen Arm hat oder einen Penis, der nicht zu einem selbst zu gehören scheint und stattdessen ein komplett eigenes Leben führt.

Es ist schwer, den eigenen Penis zu lieben, wenn er sich so fremd anfühlt. Die meisten Männer versuchen, erst die Penisfunktion wiederherzustellen, um ihn dadurch lieben zu können. Ich behaupte, dass der umgekehrte Weg der sinnvollere ist. Ein Penis, der von seinem Besitzer geliebt wird, funktioniert auch. Aber funktionieren ist der falsche Begriff. Denn ein geliebter Penis drückt das aus, was sein Träger empfindet, fühlt und denkt.

Ein geliebter Penis drückt das aus, was sein Träger empfindet, fühlt und denkt.

Ist der Mann erregt und geil, wird sein Penis steif. Ist der Mann in Sorge und Angst, ist der Penis schlaff. Macht der Mann Sex wie Leistungssport, ist der Penis schlaff. Ist der Mann übererregt durch sexuelle oder emotionale Erregung, kann er die Spannung nicht halten und entlädt sich.

Es ist im Grunde nicht kompliziert, wie ein Penis funktioniert. Gleichzeitig ist das Zusammenspiel von Körper, Gefühlen und Gedanken hochkomplex.

Darum geht es im nächsten Teil.

Penislust.

In diesem Teil des Buches geht es darum, wie Mann heutzutage in unserer Gesellschaft und Kultur Sexualität lernt. Dieses Wissen brauchst du, damit du mit deinem Wissen aus dem ersten Teil einschätzen kannst, wo du jetzt stehst und was deine Richtung sein könnte. Du wirst sehen, was dir potenziell an Potenzialen, also an Möglichkeiten, zur Verfügung steht.

Damit kannst du dann dein Penisprojekt formulieren. Welches wir im nächsten Teil des Buches angehen.

Wie wird ein Mann zum Mann?

Nur weil ein Mann einen Penis hat, heißt das noch lange nicht, dass er sich auch als Mann fühlt. Das hängt wesentlich davon ab, welche Beziehung er zu seinem Geschlecht hat. Das meine ich durchaus doppeldeutig:

Nur weil ein Mann einen Penis hat, heißt das noch lange nicht, dass er sich als Mann fühlt.

1. Welche Beziehung hat er zu seinen Geschlechtsgenossen, den Männern? Welches Männerbild hat er?
2. Welche Beziehung hat er zu seinem Geschlecht im Sinne seiner Geschlechtsteile: Werkzeug oder Freund?

Was soll das sein: männlich? „Wann ist der Mann ein Mann?“ fragte Herbert Grönemeyer 1984. Das klassische Männerbild der 60er und 70er sah so aus: Ein richtiger Mann versorgt seine Familie, hat also Arbeit und bringt Geld nach Hause. Außerdem weiß er, wie man Probleme löst, jammert darüber nicht rum, sondern packt sie an und löst sie. Weil er hart schuftet, darf er auch ausruhen, auch mal einen drauf machen, wozu Alkohol gehört. Ein richtiger Mann verträgt davon ordentlich viel.

Lust auf Sex hat der klassische Idealmann sowieso, immer. Und er kann auch immer, ist doch klar. Weinen, Gefühle zeigen, Geborgenheit wünschen, Hilfe brauchen, verletzlich sein, über sich reden gilt als unmännlich und wird abgelehnt.

Dieses Männerbild hat sich seit den 80ern gewandelt, ist aber im Hintergrund immer noch aktiv. Die Frauenbewegung ging auch an den Männern nicht vorüber. „Neue Männer braucht das Land“, sang Ina Deter ebenfalls Anfang der 80er. Der neue Mann sollte seinen Vaterpflichten nachkommen, weil Frau ja auch arbeiten gehen wollte. Dazu kommt noch, dass er fürsorglich sein, Gefühle nicht nur haben, sondern sie auch zum Ausdruck bringen können sollte. Alle Eigenschaften, die zur klassischen Frauenrolle gehörten, sollten Männer jetzt auch entwickeln. Beim Frauenbild lief es genauso, nur eben umgekehrt. Frauen sollten jetzt stark sein, durchsetzungsfähig und damit gleichberechtigt. Im Fußball gab es dann Frauen-*Mann*schaften.

Woher weiß denn der moderne Mann von heute, ob er wirklich männlich ist oder nicht? Früher, mit einer klar definierten Männerrolle, wusste Mann noch, was er zu sein hatte und was nicht. Heute ist ja (scheinbar) alles möglich. Der Mann von heute hat eine Vielzahl an Männlichkeiten zur Auswahl: karriere- oder familienorientiert, treu oder untreu monogam, polyamor oder unverbindlich, gay, straight oder bi. Jede Lebens- und Liebesform ist lebbar und gesellschaftlich toleriert. Die Sache hat (mindestens) zwei Haken:

Der Mann von heute hat eine Vielzahl an Männlichkeiten zur Auswahl.

Zum einen geht die *Freiheit zur Wahl* mit der *Pflicht zur Wahl* einher – und das führt zu großer Unsicherheit, wenn Mann nicht weiß, wer er ist und was er will. Und zum anderen sind die verschiedenen Männlichkeiten nicht gleich viel wert. Da geht es nämlich um Werte, die gesellschaftlich und kulturell erwünscht sind – oder eben unerwünscht.

Vom Frauenland in die Männerwelt

Fangen wir vorne an: Wie werden aus süßen Jungs richtige Männer?

Allem technischen Fortschritt zum Trotz werden wir Männer immer noch von Frauen geboren. In der Regel sind wir die ersten 3 Jahre bei unseren Müttern. Vielleicht machen manche Väter auch mal eine Elternzeit, aber das hat deutliche Auswirkungen auf die Karriere, also sind es nur wenige Männer, denen es das wert ist.

Dann geht es mit 3 Jahren in den Kindergarten. Auch wenn wir vielleicht schon früher in einer Krippe landen, wir sind umgeben von Erzieherinnen. Männer im Gruppendienst sind eine Seltenheit (ca. 3 %!).

Danach geht es in die Grundschule. Wie hoch schätzt du den Männeranteil an Grundschulen (also ohne Hausmeister) ein? In Nordrhein-Westfalen z. B. waren es 2015 laut dem dortigen Ministerium für Schule und Weiterbildung gerade mal 8,74 %!

Das heißt, die ersten 10 Jahre unseres Männerlebens werden wir überwiegend von Frauen erzogen! Wo sind unsere Väter? Auf der Arbeit, außer Haus oder irgendwo im Haus am Arbeiten. Das hat Konsequenzen. Was wünscht sich ein kleiner Junge, der gerade gelernt hat, dass sein Piephahn nicht irgendwann abfällt, sondern dran bleibt wie beim Papa? Dass er mal ein Mann wird, ein genauso toller Mann wie sein Papa! Aber wo lernt er das, wenn Papa nicht da ist oder wenn Papa vielleicht gar nicht so toll ist? Wenn Papa ständig weg ist auf Arbeit oder seine Ruhe haben will, dann gibt es keine gemeinsame Zeit mit ihm. Wenn er zwar da ist, aber innerlich nicht auf seinen Sohn reagiert, nicht mit ihm in Kontakt kommt, mit ihm spielt, rauft, genießt, streitet, dann ist dieser Vater zwar da, im Sinne von anwesend, aber auch nicht da, im Sinne von nicht präsent.

Die ersten 10 Jahre unseres Männerlebens werden wir überwiegend von Frauen erzogen!

Der Junge hat verschiedene Möglichkeiten, seinen Hunger nach Vater und nach Männlichkeits-Vorbildern zu stillen:

- Wenn er Glück hat, gibt es andere Männer, die in die Bresche springen: Opas, große Brüder, Onkels, Freunde der Familie, Trainer ... Jeder, der als positives männliches Vorbild dient, ist hilfreich.
- Gibt es keine realen Personen, muss der Junge auf die Medien zurückgreifen. Da gibt es Helden, die perfekt sind. Früher waren es Luke Skywalker und die Yedi, heute eher Brian O'Conner und Dominic Toretto[2)].
- Dann gibt es noch die Möglichkeit, alles was nicht-männlich ist, abzuwerten: die Mama und alles was nach Mütterlichem riecht, wie sich trösten und versorgen lassen. Dabei brauchen kleine Jungs aber viel Trost, weil die Welt der Großen für die Kleinen oft sehr schmerzhaft und nur schwer zu verstehen ist. Als nicht-männlich gelten außer Frauen auch Schwule und alle Männer, die eben nicht ins Bild passen, das sich der Junge gerade von Männern macht.

Wenn der kleine Junge von den Frauen seiner Umwelt die Bestätigung bekommt, ein toller Junge zu sein und ein toller Mann zu werden, ist das schon mal eine gute Basis. Aber das Gefühl, „wirklich" zu den Männern zu gehören, kommt durch die Anerkennung und Wertschätzung von anderen Männern. Findet diese Anerkennung durch Männer nicht statt, bleibt ein Vaterhunger übrig, eine Riesensehnsucht danach, als Mann angenommen, ge-

Das Gefühl, „wirklich" zu den Männern zu gehören, kommt durch die Anerkennung und Wertschätzung von anderen Männern.

2) An der Reihe der *Fast and Furious*-Filme (immerhin 8), kann man sehr schön die Wandlung der Heldenrolle nachverfolgen. Während im ersten Teil nur stahlharte Männer vorkamen, durfte in Teil 7 schon geweint werden.

liebt und respektiert zu sein. Dann bleibt eine Verletzlichkeit bestehen, genau an dieser Stelle des Selbstwertes. Der innere Vertrag mit sich selbst: „Ich bin ein guter Mann!“ wird nicht unterschrieben.

Weil sich das so unschön anfühlt und kein Mensch verletzlich sein will, packt Mann dieses Gefühl nicht an, sondern weg. Auch vor sich selbst! Wie geht dieses Wegpacken der Sehnsucht? Wie kann Mann etwas so Wichtiges komplett aus seiner bewussten Wahrnehmung ausblenden?

Es gibt viele Strategien. Ich beschreibe hier zwei radikale Varianten davon. Die sind so, in ihrer radikalen Form, zum Glück sehr selten, aber sie beschreiben das Spektrum von Umgangsweisen mit einer unsicher entwickelten Männlichkeit.

Verleugnungsstrategie 1: Mann wertet alles Weibliche ab

Mann wertet das Männliche auf und alles Weibliche ab: alles Schlampen – außer Mutti natürlich. Anerkennung gibt es dann dadurch, dass man dem klassischen Männerbild so gut wie möglich entspricht. Mann schmückt sich mit Männlichkeitsattributen aller Art: dicken Autos, Markenkleidung, teurem Schmuck, durchgestyltem Frauchen, Hund, Motorrad … Die Hobbys entsprechen auch dem klassischen Männerbild: Extremsportarten, Körperstyling, alles Exklusive und Besondere.

Innerhalb der Männerwelt findet ein ständiges Konkurrieren und Sich-Vergleichen statt: Bin ich besser, schneller, härter, reicher, machtvoller? Das Bestreben ist, möglichst hoch in der Machthierarchie zu kommen. Kooperation dient in erster Linie dem eigenen Vorankommen.

Frauen gegenüber verhält sich ein solcher Mann emotional zurückhaltend und vermeidet Intimität auf der Gefühlsebene. Die Gefahr ist zu groß, in emotionaler Nähe als unsicher enttarnt zu werden. Sich verletzlich und bedürftig zu zeigen, könnte das große Geheimnis der gefühlten Unmännlichkeit lüften. Die Sehnsucht nach Anerkennung und Bestätigung muss von der Partnerin (dem Partner) bedient werden, was aber niemals gut genug sein kann. Der ständige Vergleich mit anderen Männern führt zu Eifersuchtsdramen und macht das Beziehungsleben schwer.

In der Sexualität geht es in erster Linie ums Funktionieren: Zustoßen, Nehmen und Abspritzen. Frauen (Männer) sind Sexobjekte, die flach gelegt und genagelt werden. Solange die körperliche Verfassung gut ist, funktioniert das auch. Aber wehe, die Leistungsfähigkeit lässt nach, es gibt ir-

In der Sexualität geht es in erster Linie ums Funktionieren.

gendein Penisproblem, dann fängt das ganze Kartenhaus männlicher Identität an zu wackeln.

Die Aufmerksamkeit im Liebesspiel ist eher auf die Lust der Partnerin (des Partners) gerichtet, denn die geheime Mission ist, Bestätigung zu finden: „War ich gut?" Was so viel heißt wie: „Bin ich ein guter Mann?"

Verleugnungsstrategie 2: Mann wertet alles Männliche ab

Diese Strategie besteht darin, einen inneren Asylantrag in der Frauenwelt zu stellen, um sich dort zu beheimaten. Alles, was als männlich gilt, ist „macho" und wird sowohl abgelehnt als auch abgewertet. Anerkennung und Bestätigung wird über Emotionalität, Zuwendung und Fürsorglichkeit gesucht, oft um den Preis der Selbstaufgabe. Innerhalb der Männerwelt geht Mann dem ganzen Konkurrenzgerangel aus dem Weg, gibt nach und bleibt heimlich der Klügere. Er ist durchaus kooperativ mit Männern, verhält sich in Hierarchieverhältnissen aber untergeordnet. In Beziehung zu Frauen geht es um emotionale Verschmelzung und Miteinander-Einswerden.

Aber auch der Verschmelzer entkommt dem klassischen Männerbild nicht. Seine heimliche Befürchtung ist es, nicht männlich genug zu sein und deshalb abgelehnt zu werden, aus der heimeligen Harmoniesymbiose ausgeschlossen zu werden. Das versucht er durch Unterordnung und Anpassung zu verhindern. So bleibt er im Spagat zwischen einerseits kein Macho-Mann sein zu wollen, andererseits aber auch für seine Partnerin (seinen Partner) männlich genug bleiben zu müssen.

Das Geile am Sex ist für einen solchen Mann, Nähe zu spüren. Erregung wird viel mehr durch Emotionen hergestellt als durch genitale Stimulation. Eine Frau (einen Mann) zu „nehmen" und „einzudringen" fällt schwer, setzt es doch eine gewisse Aggressivität im Sinne von etwas anpacken und angreifen voraus. Eindringen heißt nicht nur, seinen Penis reinzustecken, es geht darum, eindringlich und entschlossen zu sein. Die Stärke der Männer, die Männlichkeit abwerten, liegt aber im Schmusen und Zärtlich-Sein, im Schwelgen in Gefühlen der Verbundenheit.

Eindringen heißt nicht nur, seinen Penis reinzustecken, es geht darum, eindringlich und entschlossen zu sein.

Diese beiden Strategien beschreiben die Bandbreite, mit der Mann das Problem eines unsicher entwickelten Gefühls von Männlichkeit zu lösen versucht. Die meisten Männer bewegen sich irgendwo zwischen diesen beiden Polen oder leben eine Mischform.

Männer dazwischen – Mischformen der beiden Strategien

Diese Männer haben beides drauf, sie können wahlweise das Männliche oder das Weibliche abwerten. Das hängt meistens vom emotionalen Zustand der Beziehung ab bzw. auch davon, in welchem Umfeld sie gerade sind – Männerwelt oder Frauenland.

Männer können wahlweise das Männliche oder das Weibliche abwerten.

Solange es nicht um eine dauerhafte Bindung geht, entspricht das Alltagsleben eines solchen Mannes eher dem klassischen Männerbild. Er genießt seine Freiheit, lässt es krachen, macht was er will und lebt „wild und gefährlich". Lässt er sich doch auf eine dauerhafte Bindung ein, entwickelt er die Eigenschaften des Verschmelzers. Er wird zum Beschützer seiner (seines) Liebsten, stellt sie (ihn) auf einen Sockel und erfreut sich am Verschmelzen.

Innerhalb der Männerwelt ist er flexibel: Bei den Machos ist er der Mann mit Gefühl, bei den Weicheiern kann er der harte Kerl sein. Auch im Frauenland kommt ihm seine Flexibilität zugute. Er liebt und verehrt die „Heilige", begehrt die „Hure". Die Feuerprobe stellt sich mit der Frage, ob er beide Seiten in sich integrieren kann. Beispielsweise in einer monogamen Beziehung: Ist er der kleine Junge geblieben, der nach Hause kommt, um zu essen und sich aufzuwärmen, aber zum Spielen, zum Lebendig-Sein, wieder rausgeht? Dieses Thema findet sich z. B. häufig bei dranghaften Fremdgängern.

In der Sexualität ist der Zwischenmann flexibel: Je nachdem ob er mit einer Heiligen oder einer Hure im Bett ist, kann er Liebe machen oder ficken.

Machen wir mal eine Atempause. Was hat das alles mit dir zu tun?

Beantworte dir ein paar Fragen:

- Welche männlichen Vorbilder hattest du in deinen ersten 10 Lebensjahren?
- Was hast du von ihnen über das Mann-Sein gelernt?
- Haben sie dich anerkannt im Junge-Sein und dich darin bestärkt, dass du ein toller Mann wirst?
- Was ist für dich männlich?
- Woran merkst du, dass du ein Mann bist?
- Wodurch holst du dir Anerkennung und Bestätigung?
- Stelle die Fragen einem guten Freund und höre dir an, was der zu sagen hat. Tauscht euch aus.

Bitte sei an dieser Stelle ehrlich zu dir selbst. Ich frage mit Absicht nicht, ob du diese Anerkennung überhaupt brauchst. Ich tue einfach mal so, als bräuchte das jeder Mann und frage auch an dieser Stelle: „**Wie** machst du es?“

Mit deinen Antworten bekommst du Hinweise, wie du dir Anerkennung und Bestätigung holst. Egal an welchem Pol du stehst, wichtig ist, auch die Stärken des anderen Pols zu entwickeln. Als Zwischenmann geht es darum, beide Seiten in dir zu vereinen (unabhängig von der gewählten Beziehungsform).

Die Stärke des Machos besteht darin, im positiven Sinne egoistisch sein zu können. Das Problem für andere beginnt, wo er dabei rücksichtslos vorgeht und Grenzen überschreitet. Wenn er sich entwickelt und lernt, seine Bedürfnisse konstruktiv einzubringen, zu streiten, ohne sich gekränkt zurückzuziehen und sich beleidigt aufs Töpfchen zu setzen, ist das eine gute Voraussetzung für ein zufriedenes Leben.

Der Macho hat Spaß an seiner Kraft als Mann, auch beim Sex.

Der Macho hat Spaß an seiner Kraft als Mann, auch beim Sex. Er kann sich mit Stolz zeigen und mit Genuss seine Partnerin (seinen Partner) nehmen. Der entwickelte Macho kann die eigene Lust genießen und muss sich nicht nur an der Erregung seiner Partnerin (seines Partners) vollsaugen wie eine Lustzecke. Seine Erektion macht ihm Freude und er liebt es, damit geile Dinge zu tun. Wenn er einen Umgang mit seiner Verletzlichkeit gefunden hat, kann er sich auch emotional hingeben und fallenlassen, weil er weiß, dass er verwundbar ist. Er weiß aber auch, wie er sich schützen kann. Sein Selbstwert ist ihm sicher.

Die Stärke des Verschmelzers besteht in seiner Empfindungsfähigkeit. Hat er sich entwickelt, nutzt er diese Fähigkeit nicht mehr nur, um andere zu lesen und sich anzupassen. Er spürt und fühlt auch sich selbst und erfüllt kraftvoll seine eigenen Bedürfnisse. Er hört auf, andere zu schonen, weil er nicht mehr befürchtet, mit seiner Männlichkeit zu verletzen. Er fängt an sich zuzumuten. Auch beim Sex.

Die Stärke des Verschmelzers besteht in seiner Empfindungsfähigkeit.

Lernt er sein Mann-Sein zu schätzen, wird die Angst, sich selbst zu verlieren, größer als die Angst, den anderen (bzw. die andere) zu verlieren. Im Sex kann er Erregung immer noch aus dem Gefühl der Verschmelzung ziehen, ihm steht aber auch die genitale Lust zur Verfügung. Lustvoll kann er sich mit seinem Penis nehmen, was sein Herz begehrt. Er entwickelt Spaß an der Selbstbefriedigung, in der Partnersexualität kann er auch das Eindringen und das Spiel mit seiner Kraft genießen.

Für den **Zwischenmann** geht es darum, beide Seiten in sich zu vereinen. Dann kann er der verehrten und geliebten Heiligen auch den geilen Mann zeigen, der Spaß an seiner Lust und seiner Kraft hat. Umgekehrt kann er der begehrten Hure seine Wünsche nach Verbundenheit und Anerkennung zeigen. Die Hintertürchen, bei der einen wie bei der anderen, werden nicht mehr zur Flucht genutzt.

Wie lernt Mann Sex?

Der Weg vom Frauenland des kleinen Jungen in die Männerwelt des erwachsenen Mannes ist also kein einfacher. Das Ziel des Weges ist ein extrem wichtiges: Es geht darum, wer Mann ist. Es geht um Identität und Selbstwert. Deswegen fühlt sich eine Erektionsstörung anders an als ein Heuschnupfen. Der lässt dich immer noch Mann sein.

Eine wichtige Rolle in der männlichen Identitätsfindung spielen die Themen Sexualität und Beziehung. Der Bereich Sexualität bildet sozusagen die Grenzregion zwischen der Männerwelt und dem Frauenland, da findet die Grenzerfahrung, der Austausch mit dem anderen Geschlecht statt – auch wenn es so aussieht wie das eigene.

Hat Mann ein sicheres Gefühl der Zugehörigkeit zur Männerwelt, kann er lieben und begehren.

Hat Mann ein sicheres Gefühl der Zugehörigkeit zur Männerwelt, kann er auf Frauen und Männer zugehen, er kann sich zeigen, er kann verführen, zur Liebe und zum Sex, er kann lieben und begehren. Wird er abgelehnt, so tut das zwar weh, aber es trifft nicht den Kern seines Selbstwertes, weil er körperlich empfindet, emotional fühlt und gedanklich weiß: Ich bin ein richtiger Mann.

Damit kommen wir zur Beziehung zum eigenen Geschlecht, jetzt verstanden als Geschlechtsteil.

Ich und Er

Wie entwickelt Mann eine Beziehung zu seinem Penis? Das beginnt sehr früh. Schon auf Ultraschallaufnahmen von Babys im Mutterleib lassen sich

„Erektiönchen" beobachten. Die körperliche Funktion der Penisversteifung bringen wir schon mit, wenn wir aus unseren Müttern schlüpfen.

Das Praktische am männlichen Geschlechtsteil: Es ist außen, sichtbar und – im wahrsten Sinne des Wortes – be-greifbar, anfassbar! Sobald die Handkoordination ausgebildet und es nicht mehr dem Zufall überlassen ist, wo die Hand gerade landet, gehört der Penis zu einem gern gegriffenen Objekt. Wenn der Junge dann stehen lernt, kann er im Stehen pinkeln, dabei Fliegen abschießen oder seinen Namen in den Schnee pullern. Manchmal wird das Teil dick und hart, danach ist es wieder klein und weich – faszinierend!

Das Praktische am männlichen Geschlechtsteil: Es ist be-greifbar.

Dass die Region „da unten" sich anders anfühlt als andere Regionen, lernt er früh. Genitale Autostimulation findet man ab dem Säuglingsalter. Jede Krippen- oder Kindergarten-Erzieher*in kennt Kinder, die sich selbst stimulieren, was eher ein Sich-Befrieden, ein Sich-Beruhigen ist als ein Sich-Befriedigen. Viele klassische Kinderspiele wie Hüpfen, Schaukeln, Wippen, Treppengeländer rutschen, Stangen und Seile hochklettern oder Rutsche-Auto-Rallys machen auch deshalb so viel Spaß, weil sie die Genitalien stimulieren.

Die Entwicklungspsychologie geht davon aus, dass Kinder ungefähr mit vier bis sechs Jahren das Wissen entwickeln, dass ihre Geschlechtsorgane unveränderlich sind und sie mit dieser geni(t)alen Ausstattung den Rest ihres Lebens verbringen werden. Ab diesem Alter wird es dann umso wichtiger, auf die Unterschiede zwischen Jungen und Mädchen zu achten. In dieser Zeit ist es typisch, dass Jungen und Mädchen sich gegenseitig doof finden, aber auch immer wieder – mit einer Mischung aus Faszination und Grauen – ins andere Lager hinüberschielen.

Mit der Pubertät hört dieses Spiel auf lustig zu sein, dann wird es ernst! Der Körper produziert Testosteron, ein Hormon, das den Jungen eine Kraft erleben lässt, mit der er noch umzugehen lernen muss. Auf psychischer Ebene geht es für ihn darum, eine Identität auszubilden, also Antworten auf die großen Fragen des Lebens zu finden: „Wer bin ich und was will ich?"

Das Spiel mit der sexuellen Erregung bekommt eine andere Bedeutung. Der Junge ist es schon gewohnt, seinen Penis anzufassen, er hat schon längst begriffen: Da schaut was raus, das kann wo rein. Er kennt es, mit seinem Penis zu spielen, und so gelingt es ihm (in der Regel) relativ leicht, auch diese neue Qualität der sexuellen Auf- und Erregung umzusetzen.

Der Junge entwickelt sein typisches Selbstbefriedigungsritual, also die Art und Weise, mit der er sich bevorzugt einen Höhepunkt verschafft, seine ganz persönliche Technik: mit der ganzen Hand, mit 2 oder 3 Fingern, ganz ohne Hände, am Schaft, an der Eichel, an beiden, mit viel oder wenig Druck, mit schneller oder langsamer Reibung, mit Genuss oder mit innerem Stress. Der Junge entwickelt auch seine erotische Lieblingsgeschichte: mit Fantasien und inneren Bildern, mit Kopfkino oder Pornos. So baut er sich seine erotische Selbstliebe-Kultur auf.

Der Junge baut sich seine erotische Selbstliebe-Kultur auf.

Wenn seine Umwelt bis dahin liebevoll mit ihm umgegangen ist, wird er auch liebevoll mit sich selbst umgehen können. Auch die Selbstliebe wird dann ein Liebesspiel sein, das Variationen kennt, wo neugierig ausprobiert und entdeckt wird: mal schnell, mal langsam, mal auf die Schnelle, mal ganz in Ruhe, mit Rechts, mit Links, im Stehen, Sitzen, Liegen, in der Badewanne, unter der Dusche, auf dem Klo, mit Pornos, mit Fantasien über die Nachbarin, die Mutter des Freundes, den Bruder des anderen Freundes … Hier stellen sich schon die ersten Weichen, wie auch die erotische Kultur der Partnersexualität aussehen wird. Kommt es darauf an, „sich selbst etwas Gutes zu tun", oder geht es darum, schnell und effektiv zum Ergebnis zu kommen?

Hat der Junge erlebt, also wurde ihm vorgelebt, dass Sexualität eigentlich nicht vorkommt, nur in Witzen zur Sprache kommt, wird auch das ihn beeinflussen. Wenn kein Erwachsener mit ihm darüber spricht, wie Sexualität aussehen kann, muss er sich seine Fragen woanders beantworten lassen. Bei genauso ahnungslosen Freunden, im Internet, in Pornos.

In der Schule? Sexualerziehung in der Schule steht immer noch unter dem Vorzeichen der Schutzpädagogik. Es geht darum, Jugendliche vor unerwünschten Schwangerschaften zu schützen, vor sexuell übertragbaren Krankheiten, vor sexuellem Missbrauch. Die Jungen „natürlich" auch davor, Täter zu werden. In den Grundschulen gibt es Programme, die Kinder stark machen sollen, indem sie lernen, „Nein" zu sagen.

Das ist alles gut so. Aber wer lehrt Kinder und Jugendliche, wozu sie „Ja" sagen können? Und auch wollen! Wer leitet sie an auf ihrem Weg zu einer selbstverantwortlichen Erotik?

Wie war es bei dir? Beantworte dir bitte folgende Fragen:

- Wie hast du Sex gelernt?
- Von wem? Gab es jemanden, den du fragen konntest und auch gefragt hast?
- Welche Medien standen dir zur Verfügung?
- Wie genau sah dein Selbstbefriedigungsritual als Junge aus?

- Hast du mit dir gespielt oder dir einen auf die Schnelle runtergeholt?
- Wie ist es heute als Erwachsener?
- Welche Fantasien begleiten dich seit deiner Jugend? Wie haben sie sich verändert und entwickelt?
- Welche Bezeichnungen hast du eigentlich für deinen Penis?

In der Art und Weise der Selbstbefriedigung, der Selbstliebe, drückt sich vieles aus, was auch wichtig ist für die Art und Weise, Erotik mit anderen zu gestalten. Deshalb schauen wir uns das genauer an.

Erregungsmodi

Sexuelle Erregungsmodi beschreiben grundlegend verschiedene Muster, wie sich die Reise vom Beginn der Erregung bis zum Orgasmus ganz konkret körperlich gestaltet. Ich beschränke mich auf die vier wichtigsten:

- archaischer Erregungsmodus (AM)
- mechanischer Erregungsmodus (MM)
- ondulierender Erregungsmodus (OM)
- wellenförmiger Erregungsmodus (WM)

Selten kommen die Modi in ihrer Reinform vor. Die meisten Menschen benutzen eine Mischung der verschiedenen Erregungsmodi. Diese sind sozusagen nur Landkarten, an denen wir uns beim Reisen orientieren. Mit ihrer Hilfe lässt sich dann nämlich im Solo-Sex wunderbar die eigene Erlebnisfähigkeit erweitern – da gibt es was zu **tun**. Es nutzt dir nämlich überhaupt nichts, wenn du alles Besprochene und Gelesene rational verstanden hast, aber das Ganze nicht im Zustand sexueller Erregung umsetzen kannst.

Bei dieser Gelegenheit erkläre ich dir, was eine Erregungskurve ist. Das ist eine grafische Darstellung dessen, was du beim Sex machst und sieht z. B. aus wie auf Abb. 26: Auf der X-Achse ist die Zeit abgebildet, auf der Y-Achse die Intensität der Erregung. Die helle Kurve beschreibt den Verlauf der genitalen Erregung, die dunkle Kurve bezieht sich auf das Lusterleben. Die Unterscheidung von genitaler Erregung einerseits und Erleben der Lust andererseits ist wichtig und sinnvoll: Nur weil Mann Sex hat, heißt es noch lange nicht, dass es sich gut anfühlt und Spaß

Nur weil Mann Sex hat, heißt es noch lange nicht, dass es sich gut anfühlt und Spaß macht.

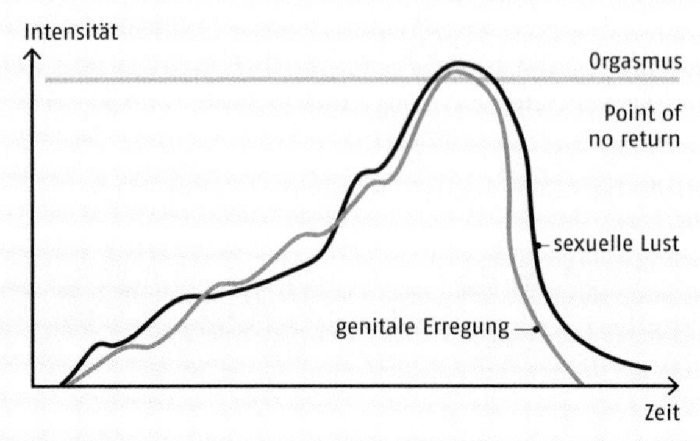

Abb. 26
Erregungskurven

macht. Wer sich z. B. Sorgen um seine Erektion macht, ist wahrscheinlich mit einem mulmigen Gefühl bei der Sache.

Die körperliche Erregung beginnt mit den physiologischen Erregungsprozessen wie erhöhte Durchblutung, Füllung der Schwellkörper, das Gewebe gibt Feuchtigkeit ab und vieles mehr. Wird die Erregung gesteigert – wie auch immer –, kommt irgendwann die Stufe des Point of no return (= PONR), also der Moment, in dem der Orgasmusreflex ausgelöst wird und sich dann nicht mehr aufhalten lässt.

Die dunkle Kurve zeigt die emotionale Erregung, also das gespürte und gefühlte Erleben der Lust. Je wohliger es sich anfühlt, desto höher die Kurve. Das ist natürlich subjektiv, deswegen stehen in der Grafik keine Zahlen. Es geht mehr um den Verlauf, wie gut und geil sich die Sache gerade anfühlt.

Der archaische Erregungsmodus

Der sogenannte *archaische Erregungsmodus* (AM) ist ein Modus, den schon Säuglinge und Kleinkinder entdecken. Er ist altersgemäßer Ausdruck kindlicher Sexualität.

Praxisbeispiel

Ein Klient kommt zu mir, weil er beim Verkehr mit seiner neuen Partnerin keinen Orgasmus bekommen kann. Er kennt das Thema auch aus früheren Beziehungen. Seine Art und Weise, sich selbst zu befriedigen, hat er schon in frühester Jugend entwickelt, „eigentlich immer schon", er benutzt keine andere: Er liegt auf der Seite und klemmt sich seinen steifen Penis zwischen die Beine. Damit er nicht herausrutscht, hält er ihn mit einem oder zwei Fingern fest. Beide Beine presst er fest zusammen und kommt

mit schnellen Zuckungen, bei denen er seinen ganzen Körper gegen die Matratze presst, innerhalb einer Minute zum Höhepunkt.
Beim Sex mit seiner Partnerin kann er niemals diesen Druck entwickeln, den er braucht, um den PONR auszulösen, er bekommt folglich keinen Orgasmus.

Im archaischen Modus wird mit der muskulären Anspannung gespielt, mit Kontraktionen und muskulärem Druck, um über die Aktivierung der Sinneszellen im Körperinneren sexuelle Erregung auszulösen und zu steigern. Der Modus funktioniert auch ohne Hände, z. B. in Bauchlage, wenn das Becken gegen die Unterlage oder einen Gegenstand gepresst wird.

Es ist zwar möglich, aber keinesfalls nötig, dabei sexuelle Fantasien zu benutzen. Die körperliche Stimulation, der starke Druck und die muskuläre Anspannung sind in der Regel ausreichend, um schnell einen Höhepunkt zu erreichen.

Typisch für den archaischen Modus ist also eine hohe Muskelanspannung.

Typisch für den archaischen Modus ist also eine hohe Muskelanspannung, meist im ganzen Körper. Das Tempo der Bewegungen ist ziemlich schnell. Beine und Arme werden eng und nahe am Körper gehalten, die Bewegungen sind klein. Geatmet wird mehr mit der Brust, und zwar kurz und gepresst.

Gefühlsmäßig kann das mit großer Lust passieren. Das Schöne an einem Orgasmus ist dann, dass man sich nach dem Höhepunkt der körperlichen Erschöpfung hingeben kann. Erinnerst du dich noch an die Sache mit den „brennenden Muskeln"? Schön, wenn der Schmerz nachlässt …

Vielen Menschen bietet der AM eine Möglichkeit, relativ zuverlässig die sexuelle Erregung zu steigern und zu entladen. Erinnere dich an Übung 15 mit der progressiven Muskelentspannung. Das ist genau dieses Prinzip: Entspannung durch vorheriges Anspannen – das kann auch geil sein.

Die Erregungskurven beim archaischen Modus sehen typischerweise aus wie auf Abb. 27. Die helle Kurve der sexuellen Erregung verläuft relativ rasch (und zuverlässig) zum Höhepunkt. Das Lusterleben dagegen ist eher in einem mittleren Bereich, wobei das dem Mann selbst nicht immer klar ist. Subjektiv kann es ganz anders eingeschätzt werden. Wer seine Potenziale noch nicht kennt, weiß nicht, was er verpasst!

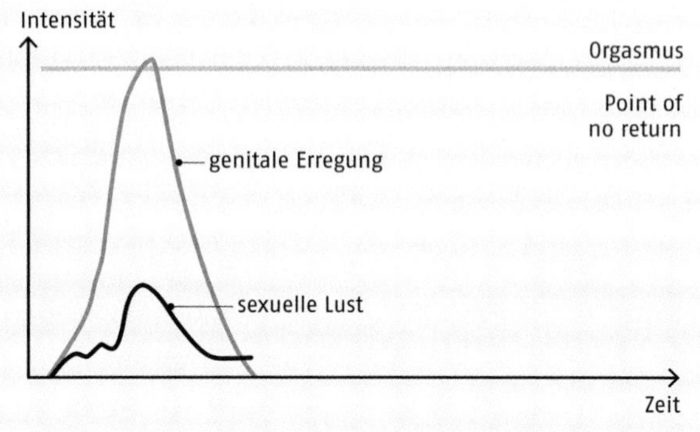

Abb. 27
Erregungskurven archaischer Modus

Der archaische Erregungsmodus hat seine Schwächen in der Partnersexualität:

- Mit zunehmendem Alter braucht ein sexueller Zyklus von der Erregungsauslösung bis zu einem Orgasmus immer länger. Der Aufwand zur Befriedigung muss vergrößert werden durch immer mehr Krafteinsatz oder durch immer heftigere Fantasien (oder beides). Einen körperlich anstrengenden Modus durchzuhalten, gelingt dann nur bei guter körperlicher Verfassung und Ausdauer.

Mit zunehmendem Alter braucht ein sexueller Zyklus von der Erregungsauslösung bis zu einem Orgasmus immer länger.

- Wer sich den AM jahrelang antrainiert hat, entwickelt oft ein Problem beim Verkehr. Der starke Druck auf den Penis wird in der Regel beim Vaginal- oder Analverkehr nicht erreicht. Die gewohnte (und benötigte) Stimulation ist weg, der Körper meldet sich: „O. K., das ist zwar interessant, was wir hier tun, aber nicht wirklich geil" und zieht seine Erektion zurück. Der Mann glaubt, er hat eine erektile Dysfunktion. Und schon dreht sich die Angstspirale!
- Hat sich der Mann sexuell auf starke Reize durch hohen Druck und viel Pressen dressiert, können andere Berührungen, z. B. zartes Streicheln, als kitzelnd und unangenehm erlebt werden.
- Die Suche nach Reizsteigerung besteht oft in der Strategie des mehr-desselben: Druck und Rubbeln hat bisher funktioniert, also mehr davon. Das sind dann z. B. Praktiken, in denen es um starke Reize geht oder/und welche, die viel Muskelspannung erlauben (Bondage, Spanking usw.).

Der mechanische Erregungsmodus

Wenn ich Männer frage, wie sie sich selbst etwas Gutes tun, höre ich oft: „Naja, ganz normal halt." Damit ist meistens der mechanische Erregungsmodus (MM) gemeint. Der sieht z. B. so aus:

Mann masturbiert, z. B. mit Nutzung von Pornos, und sitzt in seinem Schreibtischstuhl, nach vorne gebeugt, die Füße stehen auf dem Boden, die linke Hand bedient die Maus, die rechte den Penis. Mann macht mit Daumen, Zeige- und Mittelfinger einen Ring und schiebt damit rhythmisch seine Vorhaut vor und zurück (falls Mann eine hat). Stimuliert werden überwiegend die Eichel und der Eichelkranz. Der Druck ist mittelmäßig bis stark. Zum Kommen lehnt Mann sich zurück, steigert das Tempo und den Druck und lässt sich kommen.

Das Typische für den mechanischen Modus ist die Nutzung der oberflächlichen Sinnesrezeptoren der Haut.

Das gibt es in unzähligen Varianten und Formen. Das Typische für diesen Modus ist die Nutzung der oberflächlichen Sinnesrezeptoren der Haut. Zur Stimulation wird der Penis mit schnellen, kontinuierlichen Bewegungen gerieben. Die muskuläre Spannung im Becken steigt mit zunehmender Erregung und breitet sich oft in den ganzen Körper aus. Die Bewegung ist klein und schnell, mechanisch und automatisiert. Die bewusste, achtsame Wahrnehmung der Berührung wird dadurch erschwert und die Aufmerksamkeit kann sich auf alles Mögliche richten (von sexuellen Fantasien über Steuererklärung und Arbeitsthemen bis hin zum Fernsehprogramm).

Das Muster ist durch jahrelange Übung oft auf eine ritualisierte Praktik mit dem immer gleichen Druck, an der gleichen Fläche, mit dem gleichen Tempo einmassiert. Die eigentliche Steigerung der Erregung geschieht durch das, was in der Fantasie (bzw. den Pornos) läuft.

Die hohe Muskelspannung im Becken und im Bauch geht oft mit einer Brustatmung einher, meist mit einer kurzen stockenden Atmung mit wenig Atemvolumen, im Extremfall bis hin zur Pressatmung. Die Erregungskurven sehen dabei so (oder ähnlich) aus wie auf Abb. 28: Die helle Kurve für die sexuelle Erregung erreicht den PONR, der Mann ist orgasmusfähig. Im Vergleich zum AM dauert es auch etwas länger. Das Lusterleben wird als mittel bis hoch beschrieben.

Der mechanische Erregungsmodus ermöglicht es relativ sicher, sich einen Höhepunkt zu verschaffen. Er setzt manchmal aber auch Grenzen für die Paarsexualität:

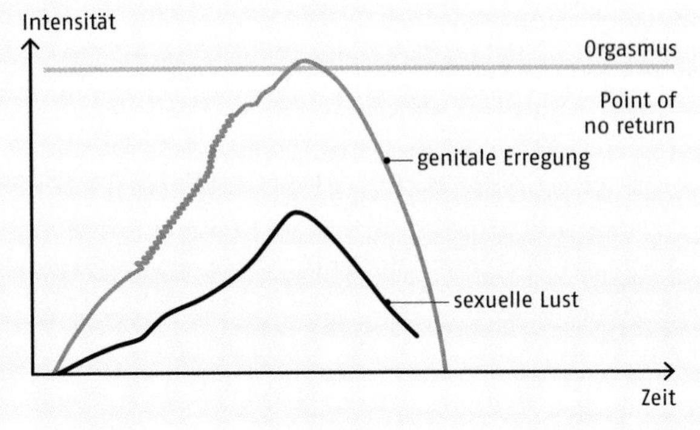

Abb. 28
Erregungskurven mechanischer Modus

- Ein mechanischer Bewegungsablauf lässt den Aufmerksamkeitsfokus relativ frei. Wenn es dann einen Grund zur Sorge gibt („Hoffentlich bleibt er steif." „Hoffentlich komme ich nicht zu früh." usw.), zieht das die Gedanken scheinbar magisch an.
- Häufig richtet sich die Aufmerksamkeit auf sexuelle Fantasien. Es fällt dann schwer, die Achtsamkeit auf die körperlichen Sinnesempfindungen zu richten. Um zu kommen, muss Mann sich was Geiles vorstellen. Das führt manchmal zu Beschwerden seitens der Partnerin (des Partners): „Hallo? Ist jemand zu Hause?"
- Ein genaues und präzise festgelegtes Berührungsmuster in der Selbstliebe lässt sich schwer in die Partnersexualität übertragen. Der Ablauf der Stimulation ist für Partner*innen dann schwer zu imitieren. Wenn es keine Variationen geben darf, ist es schwierig zu kommen.
- Die erotische Nutzfläche schränkt sich auf die Körperstellen ein, die zur Stimulation benutzt werden. Andere Möglichkeiten der Erregung bleiben unentdeckt.

Der mechanische Erregungsmodus findet sich häufig in Kombination mit dem archaischen. Beide Modi erreichen mit zunehmendem Alter ihre Grenzen in der Partnersexualität – Mann braucht einfach etwas länger. Das hängt stark davon ab, wie körperlich fit Mann ist, weil diese Modi mit körperlicher Anstrengung verbunden sind. An dieser Stelle setzen sexualtherapeutische Ansätze an, die über Fitnesstraining, Muskelaufbau, Kondition und Ernährungsplanung an die Sache rangehen. Das kann auch funktionieren, wenn Mann Sex sportlich nimmt. Obwohl ich eine Lebensführung mit genügend Bewegung und vernünftiger Ernährung grundsätzlich sinnvoll und hilfreich finde, ziele ich in der therapeutischen Arbeit eher auf eine Entwicklung der Genussfähigkeit ab, also auf eine Erweiterung der Modi selbst.

Der ondulierende Erregungsmodus

Der *ondulierende Erregungsmodus* (OM) entwickelt sich aus einer allgemeinen „Bewegungs-Lust" und dem spielerischen Umgang mit dem ganzen Körper. Durch fließende Bewegungen des ganzen Körpers wird genitale Erregung ausgelöst und gesteigert.

Durch fließende Bewegungen des ganzen Körpers wird genitale Erregung ausgelöst und gesteigert.

Ich hatte in meiner Praxis noch keine Männer wegen eines sexuellen Problems, die ausschließlich in diesem Modus funktionieren. Männer mit diesem Modus haben nämlich keinen sogenannten Leidensdruck, die genießen ihr Liebesspiel. Das sind die Extremkuschler, vom Raufen bis zum Rumschmusen. Deswegen bringe ich ein sehr persönliches Beispiel: unsere Katze „Puce"[3].

Wenn Puce sich wohl fühlt, legt sie sich auf die Seite und beginnt sich zu räkeln. Wohlig rollt sie sich von einer Seite auf die andere. Mal krümmt sie sich, mal streckt sie sich. Sie nutzt spielerisch alle Bewegungsmöglichkeiten, die ihr im Liegen zur Verfügung stehen. Dabei beobachtet sie hochaufmerksam, ob sich nicht in unmittelbarer Nähe ein Spielobjekt befindet, das einbezogen werden könnte. Wenn ja, wird es gekrallt und mit allerhöchster Lust und Spielfreude einbezogen.

Das Prinzip funktioniert bei Menschen genauso – vielleicht ohne Beißen und Kratzen, aber auch das kommt vor! Ein ondulierender Erregungsmodus geht in der Regel mit einem sehr hohen Lustempfinden einher. Durchlässige Bewegungen mit dem ganzen Körper ermöglichen eine Vielfalt von Bewegungen. Durchlässig sein bedeutet hier, dass eine Bewegung, die z. B. mit den Beinen beginnt, sich im ganzen Körper fortsetzt. Der Muskeltonus im Körper ist mal entspannt, mal kraftvoll. Auch das Tempo der Bewegungen variiert zwischen schnell und langsam.

Ein ondulierender Erregungsmodus geht in der Regel mit einem sehr hohen Lustempfinden einher.

Die Atmung kann wechseln zwischen tief und flach sowie zwischen langsam und schnell. Mit dem ondulierenden Modus rückt der Aufmerksamkeitsfokus meist auf die körperlichen Wahrnehmungen des ganzen Körpers und die damit verbundenen Gefühle. Die Geschlechtsorgane stehen

3) „Puce": franz. für Floh

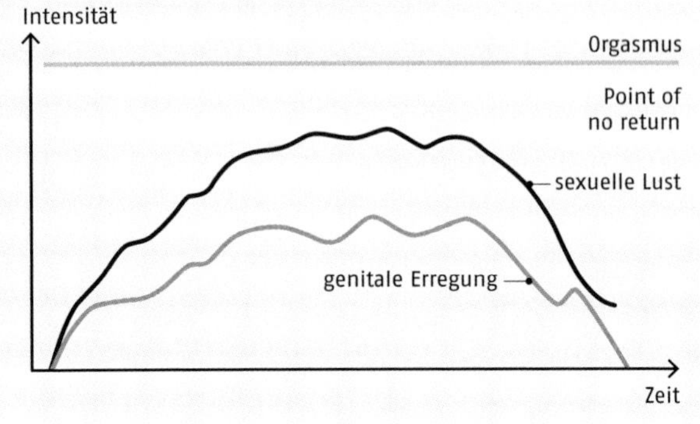

Abb. 29 Erregungskurven ondulierender Modus

nicht unbedingt im Zentrum der Aufmerksamkeit. Das macht es (manchmal) schwierig, mit dem OM zum Höhepunkt zu kommen. Dafür werden dann andere Modi benutzt.

Um sexuelle Erregung im Körper zu verteilen, also den ganzen Körper einzubeziehen und den Aufmerksamkeitsfokus von der Konzentration auf die Geschlechtsorgane wegzulenken ist der ondulierende Modus überaus hilfreich (wichtig für die Zu-früh-Kommer, aber dazu später mehr).

Erregungskurven mit dem ondulierenden Modus könnten beispielsweise aussehen wie auf Abb. 29: Die dunkle Kurve für das Lusterleben ist deutlich höher als die helle für die sexuelle Erregung. Orgasmen werden mithilfe anderer Modi gemacht. Und das Ganze kann eeeeeendlos gehen.

Die Vielfalt an Bewegungen im ondulierenden Modus bringt in der Regel auch viel Lust mit sich. Dabei kann die sexuelle Erregung von leicht bis hin zu sehr intensiv reichen, auch über längere Zeit. Alle Sinne können gut miteinbezogen werden. Stimuliert werden die Tiefenrezeptoren ebenso wie die oberflächlichen Sinnesrezeptoren. Der Fokus der Aufmerksamkeit bleibt frei für alle Reize, von innen und von außen. In den Stärken des ondulierenden Erregungsmodus liegen allerdings auch seine Schwächen:

Die sexuelle Erregung reicht meistens nicht aus, um einen Orgasmus auszulösen.

- Die sexuelle Erregung reicht meistens nicht aus, um den Point of no return zu überschreiten und einen Orgasmus auszulösen.
- Das intensive emotionale Erlebnis zieht die Aufmerksamkeit weg von der genitalen Erregung.
- So kann es sein, dass zwar hohe (sinnliche Bewegungs-)Lust erlebt wird, allerdings ohne dass Mann wirklich geil im Sinne von genital erregt ist.

Das kann damit einhergehen, dass Verkehr sehr lustvoll erlebt wird und gleichzeitig keine ausreichende genitale Erregung besteht – der Penis wird nicht richtig steif. Das fühlt sich dann wie ein Erektionsproblem an, aber eigentlich fehlt die genitale Erregung.

- Der ondulierende Modus findet sich oft bei Menschen, die Lust auf Sinnlichkeit und Zärtlichkeiten haben, aber kein oder wenig Interesse an genitaler Erregung.

Der wellenförmige Erregungsmodus

Der *wellenförmige Erregungsmodus* (WM) beinhaltet die sogenannte doppelte Schaukel. Eine davon ist die mit dem Becken, wie wir sie in Übung 12 gemacht haben. Die andere Schaukel, die obere, passiert mit dem Brustbereich und dem Schultergürtel. Erinnere dich an Übung 17: Atemräume. Wenn du dich auf die Brustatmung konzentrierst, kannst du spüren, wie sich dein Brustbein an deiner Vorderseite hebt und senkt. Auf deiner Rückseite bewegen sich die Schulterblätter dazu umgekehrt, also ab- und aufwärts (Richtung Po bzw. Kopf). Das ist die obere Schaukel. Mit Brust- und Bauchatmung verläuft die obere Schaukel synchron zur unteren: Mit einer tiefen Einatmung entfernen sich Brust- und Schambein voneinander, beim Ausatmen nähern sie sich wieder.

Wenn der Körper durchlässig ist, also wenn nicht viel zu hohe Muskelspannung ein Schwingen verhindert, entsteht durch das Schaukeln oben und unten eine wellenförmige Bewegung, die auch den Kopf und die Beine miteinbezieht. Deshalb heißt dieser Modus wellenförmig. Ein solches Bewegungsmuster kommt häufig automatisch vor, z. B. bei starkem Husten, kräftigem Niesen, starkem Lachen, heftigem Schluchzen … immer macht der ganze Körper diese wellenförmige Bewegung. Im Grunde bei allen intensiv erlebten Gefühlen!

Praxisbeispiel

Ein Klient, Ende 40. Zur Selbstbefriedigung legt er sich in Rückenlage auf sein Bett, er räkelt sich genüsslich hin und her, streichelt seinen Penis mit der rechten Hand. Bauch und Brust streichelt er mit der linken. Er umschließt seinen Penis mit allen Fingern und macht mit seinem Becken stoßende Bewegungen, als penetriere er seine Hand. Sein Oberkörper folgt der Bewegung. Sein Atem geht tief bis in den Bauch, sein Mund ist leicht geöffnet. Um die Erregung zu steigern und einen Orgasmus zu erleben, beschleunigt er die Intensität auf allen Ebenen. Er bewegt den Körper und die Hand schneller, der Druck der Hand erhöht sich, sein Atem geht schneller und er kommt, je nachdem wie lange er mit sich spielen möchte, zum Höhepunkt.

Der wellenförmige Erregungsmodus verbindet sexuelle, genitale Erregung mit lustvollem Erleben. Die untere Schaukel führt in Verbindung mit der oberen Schaukel, also mit tiefem Atmen und dynamischen Bewegungen, zur Fähigkeit, die Erregung ansteigen, aber auch wieder abflauen zu lassen. Dynamisch bedeutet dabei, dass die Muskeln sich durchaus anspannen, aber auch wieder loslassen können. Das Spektrum der Bewegungen reicht von kraftvoll bis zart.

Der wellenförmige Erregungsmodus verbindet sexuelle, genitale Erregung mit lustvollem Erleben.

Der wellenförmige Modus beinhaltet die Stärken der anderen Modi, er bezieht die Tiefen- wie auch die Oberflächenrezeptoren mit ein. Der Aufmerksamkeitsfokus bleibt ebenfalls beweglich: Mal liegt er beim eigenen Erleben – körperlich-physisch wie körperlich-emotional –, mal beim Erleben und Wahrnehmen der Partnerin (des Partners).

Für den wellenförmigen Erregungsmodus könnten die Erregungskurven aussehen wie auf Abb. 30: Die helle Kurve verläuft mit Aufs und Abs in Richtung Höhepunkt. Die sexuelle Erregung kann gezielt gesteigert oder wieder gesenkt werden. Damit wird die Dauer des Liebesspiels beeinflusst, vom Quickie bis zur Liebesnacht steht alles zur Verfügung. Die Lustkurve verläuft mehr oder weniger parallel zur körperlichen Erregung und ist ebenfalls variabel.

Die Stärken des wellenförmigen Erregungsmodus sind seine Vielfalt und die Bandbreite an Möglichkeiten, Sex zu machen und Lust zu erleben. Von zart bis hart, von sanft und weich bis zu fest und kräftig eröffnet dieser Mo-

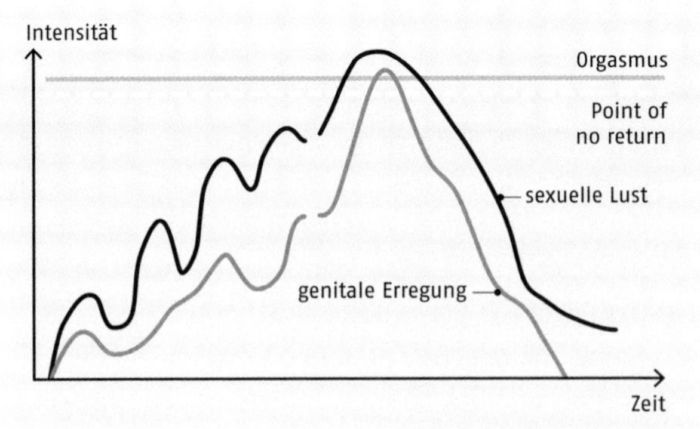

Abb. 30 Erregungskurven wellenförmiger Modus

dus eine Vielzahl von Spielvarianten für das Liebesspiel. Das macht es möglich, mit der Aufmerksamkeit den erregungssteigernden wie erregungshemmenden Handlungen zu folgen und somit die Erregung zu steuern. Ein flexibles Hin- und Herschwingen zwischen genitalem und emotionalem Erleben ermöglicht höchste Befriedigung auf beiden Ebenen. Mann kann auf diese Art und Weise seine Liebesgefühle genauso zum Ausdruck bringen wie seine Geilheit.

Von zart bis hart, von sanft und weich bis zu fest und kräftig eröffnet der wellenförmige Modus eine Vielzahl von Varianten für das Liebesspiel.

Die einzige Schwäche dieses Erregungsmodus ist, dass Mann ihn lernen muss. Darin liegt aber auch seine Stärke: Mann (und Frau natürlich auch) **kann** ihn lernen.

Mit jedem dieser 4 Erregungsmodi kann Mann eine emotional und genital befriedigende Sexualität leben. Der wellenförmige Erregungsmodus bietet zwar mehr Möglichkeiten, aber Sex geht auch ohne doppelte Schaukel.

Bei der Darstellung der Erregungsmodi entsteht schnell der Eindruck, der wellenförmige Modus sei das Non-Plus-Ultra-Modell. Ich vergleiche es mal mit Autos: Es gibt Kleinwagen, Limousinen, Kombis, SUVs, Sportwagen, Familienkutschen, Transporter und Wohnmobile. Welches Fahrzeug ist das Beste? Je nach Bedürfnis! Besser mit einer alten Karre gut fahren als mit einem Sportwagen mit angezogener Handbremse und Drehzahlbegrenzer, oder?

Es geht nicht um Sexgymnastik, sondern um Erlebnis- und Genussfähigkeit.

Das soll heißen: Mache dir bitte nicht den Stress, Sex zukünftig nur mit doppelter Schaukel zu machen und immer „ordentlich“ zu schaukeln und zu atmen. Es geht nicht um Sexgymnastik, sondern um Erlebnis- und Genussfähigkeit. Es geht darum, dass du spürst, was du mit deinem Körper machst.

Das Experimentieren mit dem wellenförmigen Erregungsmodus im Solosex bietet dir die ideale Möglichkeit, deine Erlebnisfähigkeit zu erweitern. Du bist allein, kannst dich ganz auf dich konzentrieren, mit Achtsamkeit verschiedene Aspekte beobachten und mit ihnen spielen:

- Spüre, wie du dein Becken bewegst und variiere mit Stoßen, Schaukeln und Kreisen.
- Achte auf deine Atmung und spiele mit verschiedenen Atemmustern: Brust- und/oder Bauchatmung, langsam oder schnell, tief oder flach, mit

oder ohne Atempausen. Beobachte, was geschieht, und nimm die unterschiedlichen Wirkungen wahr.

- Spiele mit deiner Muskelspannung durch verschiedene Bewegungsqualitäten: Schnell und kraftvoll, schnell und sanft, langsam und sanft, langsam und kraftvoll. Achte auch dabei auf die Auswirkungen auf deine Lust.
- Indem du mal auf das eine und mal auf das andere achtest, schulst du deine Aufmerksamkeitssteuerung. Der Fokus wechselt hin und her zwischen dem körperlichen Tun (Bewegung, Atmung, Muskelspannung) und dem eigenen Erleben (Geilheit, Freude, Genuss, Angst).
- Eine bessere Aufmerksamkeitsteuerung hilft dir beim Regulieren von Emotionen beim Liebesspiel. Beispiel: Statt die Steifigkeit deines Penis zu checken und in Angst zu geraten, richtest du deine Aufmerksamkeit auf deine Bewegung (oder deinen Atem), nimmst wahr, was sich verändert und bringst dich über den Körper wieder in einen lustvollen Zustand.

Damit wieder zu dir: Weiter oben hast du dir ja schon deine Selbstbefriedungstechnik genauer angeschaut. Jetzt werte sie für dich aus.

- In welchem Modus findest du dich wieder?
- Zeichne Erregungskurven für dich, und zwar eine für die Selbstbefriedigung und eine für die Partnersexualität. Zeichne verschiedene Phasen ein, so wie du dein Liebesspiel erlebst.
- Nimm Grün für deine körperliche Erregung und Rot für dein subjektiv erlebtes Lustempfinden.

Außer dem direkten körperlichen Lernen spielen noch andere Lernfelder eine wichtige Rolle für das sexuelle Lernen: Welche Erfahrungen hat der Junge mit Beziehungen gemacht, und was hat er über den Umgang mit Bedürfnissen gelernt?

Beziehungen

Wie Beziehungen funktionieren, lernen wir nicht in der Schule, sondern zu Hause. Da gibt es keinen Unterricht, sondern wir erleben es durch simples Tun und Mittendrin-Sein. Karl Valentin sagt das sehr schön: „Wir brauchen unsere Kinder nicht erziehen, die machen uns eh alles nach."

Wir lernen Beziehung dadurch, wie mit uns umgegangen wird. Das beginnt schon, bevor wir richtig sprechen können. War jemand da für uns? Hat sich jemand liebevoll um uns gekümmert? Hat jemand auf uns reagiert?

Oder nicht? Wurden wir so mitgeschleppt, großgezogen und ernährt? Oder sollten wir irgendwie sein: klug, brav, jungenhaft, mädchenhaft, verfügbar?

So lernen wir, ob eine Beziehung, eine Bindung an einen wichtigen Menschen, ein Ort ist, an dem wir uns sicher, geborgen und geliebt fühlen können. Oder ob es ein unsicherer Ort ist, wo es klug ist, sich zu verstellen, sich anzupassen, es recht zu machen, um ja nicht unangenehm aufzufallen – nach der Strategie: wenn ich schon keine Liebe bekommen kann, dann wenigstens auch keine Strafe.

Dadurch lernen wir auch den Umgang mit Nähe und Distanz in Beziehungen. Prinzipiell kann Mann jedem Menschen zwei wichtige Bedürfnisse unterstellen: einerseits das nach Bindung und Geborgenheit, nach Anschluss an jemanden (oder etwas, z. B. einen Fußballverein), und andererseits das Bedürfnis nach Autonomie, nach Selbstbestimmung und Ungebundenheit. Diese beiden Bedürfnisse widersprechen sich, sie können nicht gleichzeitig befriedigt werden, und das bringt uns in eine Klemme. In den ersten 10 Lebensjahren lernen wir, wie wir mit dieser Klemme grundsätzlich umgehen. Geben wir eher uns selbst auf in einer Beziehung oder geben wir eher die Beziehung auf, bevor wir uns selbst darin verlieren? Die gewählte Strategie bleibt aber nicht lebenslang gleich, sie lässt sich durchaus verändern.

Den größten Stress machen wir uns im Grunde selbst.

Wir lernen als Kinder auch den Umgang mit uns selbst. Woran viele Männer (und Frauen übrigens auch) noch mehr leiden als an den Erlebnissen der Kindheit, ist, dass sie sich selbst genauso behandeln, wie sie als Kind von den Erwachsenen behandelt wurden. Den größten Stress machen wir uns im Grunde selbst. Unser schlimmster Kritiker? Wir selbst. Unser gnadenlosester Antreiber? Wir selbst.

Was hat das mit Sexualität zu tun? Die Sexualität mit jemand anderem hat immer eine Beziehung zur Basis, gleichgültig, ob sie auf Geld und Geschäft beruht oder auf Gefühlen wie Liebe und Vertrauen. Wenn ich von klein auf gelernt habe, dass eine Beziehung zu einem anderen Menschen eher unsicher ist als sicher, dann bleibe ich auf der Hut, bin vorsichtig und misstrauisch. Da mache ich mich doch nicht verletzlich und zeige Bedürfnisse, die eh nur frustriert werden! Lieber bleibe ich distanziert.

Sexualität findet dann in einem distanzierten Schutzraum statt, in dem man sich auf keinen Fall verletzlich zeigt. Wer sich nicht zeigt, wird aber auch nicht gesehen. Der Wunsch nach Gesehen- und Anerkannt-Werden, Verbunden-Sein bleibt logischerweise unerfüllt.

Wer sich nicht zeigt, wird auch nicht gesehen.

Lerne ich als Kind, dass die Welt draußen böse und schlecht ist und dass es nur zu Hause, in der engen Beziehung, sicher und gut ist, dann gestalte ich mein Beziehungsleben auch so. Sexualität kann in solchen Fällen nur auf der Basis einer sicheren und zuverlässigen Beziehung stattfinden. Das ist völlig in Ordnung so. Auch hier gilt: Die Menge macht das Gift. Das Risiko besteht darin, dass jede Anforderung an eine Beziehung, jede Unsicherheit (z. B. unterschiedliche Meinungen oder Autonomiewünsche des anderen) zur Bedrohung für das Sicherheitsgefühl und damit für die eigene Lust werden.

Welche Erfahrungen hast du mit deinen ersten Beziehungen in deiner Herkunftsfamilie gemacht?

- Gab es sichere Beziehungen? Also Menschen, die immer für dich da waren?
- Wofür gab es Lob und Anerkennung? Für was gab es Strafen?
- Wie wurde bestraft? Schläge, Liebesentzug, Hausarrest …
- Welche Beziehung hatten deine Eltern? Was davon willst du übernehmen, was nicht?
- Gibt es Ähnlichkeiten zu Beziehungsthemen deines Erwachsenenlebens?
- Wie gingen die wichtigen Personen deiner Kindheit mit dir um? Wie gehst du selbst mit dir um?

Eng verwandt mit dem Thema Beziehung ist das Thema Bedürfnisse.

Bedürfnisse: Wozu machst du Sex?

Der Umgang mit Bedürfnissen ist nicht nur im Allgemeinen, sondern insbesondere im Bereich Sexualität wichtig, denn Sexualität kann ein Ort sein, an dem grundlegende Bedürfnisse befriedigt werden könnten: Bestätigung, Anerkennung, Verbundenheit, Verwirklichung.

Unseren Umgang mit den eigenen Bedürfnissen (und denen der anderen) lernen wir ebenfalls in unseren Herkunftsfamilien. Bevor wir sprechen und rational denken können, machen wir tagtäglich die Erfahrung, wie auf unsere Bedürfnisse reagiert wird. Diese Erfahrung machen wir körperlich, also im wahrsten Sinne des Wortes mit unseren Körpern, deshalb ist es so schwer, als Erwachsener Worte dafür zu finden.

In unserer Leistungsgesellschaft haben wir die Tendenz, eigene Bedürfnisse eher wegzupacken und sie aus der Wahrnehmung auszublenden. Eigene Wünsche machen eigensinnig und stören den Ablauf. Männer (und Frauen) leisten nicht mehr so viel in der Arbeitswelt und Menschen machen ihren Job zu Hause nicht mehr so gut, wenn sie eigene Wünsche und Bedürfnisse haben.

Sexualität kann ein Ort sein, an dem grundlegende Bedürfnisse befriedigt werden: Bestätigung, Anerkennung, Verbundenheit, Verwirklichung.

Diese Vorstellung transportieren Eltern natürlich nicht so in dieser Form. Sie wollen nur unser Bestes. Damit was aus uns wird! Etwas Ordentliches natürlich, und dazu muss Mann manchmal die Zähne zusammenbeißen und sich zusammenreißen. Ein Indianer kennt keinen Schmerz! Denn Lehrjahre sind keine Herrenjahre. Und nur wer feste schuftet, darf auch Feste feiern. Das muss Mann sich verdienen usw. Mein ganz persönlicher Favorit der Bedürfnis-Killersprüche ist der Spruch: „Stell dich nicht so mädchenhaft an!" Super für einen Jungen!

Das Umgekehrte gibt es natürlich auch, und – so mein Eindruck – heute immer mehr: die Rundumtotalverwöhnung, die Kinder nur fördert, nicht fordert, mit jeder Menge Puderzucker obendrauf. Das heißt aber noch lange nicht, dass die Bedürfnisse des Kindes damit auch gesehen werden. Erwachsen geworden sind das häufig Menschen, die mit Frust nicht umgehen können, die es nicht aushalten, wenn es nicht nach ihren Bedürfnissen gehen kann, die z. B. der festen Überzeugung sind, dass ihnen ihre Partnerin (ihr Partner) Anerkennung, Dank und Aufmerksamkeit schuldet – und zwar bedingungslos!

Die Lernerfahrungen aus der Kindheit nehmen wir mit in unser Erwachsenenleben und natürlich auch in unsere Sexualität.

Die Lernerfahrungen aus der Kindheit nehmen wir mit in unser Erwachsenenleben und natürlich auch in unsere Sexualität.

Welche Bedürfnisse kann Mann denn durch Sex befriedigen? Ich höre in der Praxis Varianten der folgenden Themen:

Entspannung: Hier geht es eigentlich um Stressabbau durch sexuelle Erregung. Dieses Motiv ist eher bei Männern als bei Frauen anzutreffen. Warum? Naja, wenn Mann es sich seit der Jugend angewöhnt hat, sich vor dem Einschlafen noch schnell den Kasper zu schnäuzen, dann lernt

Mann, Sex auch zum Abbau körperlicher Spannungen einzusetzen. Funktioniert ja bestens!
Nähe: Mann genießt die körperliche Nähe, den Hautkontakt, das Umschlungen-Sein, den Halt, der körperlich zu spüren ist. Dass Körper- und Hautkontakt nicht nur für Säuglinge existenziell wichtig sind, ist hinreichend belegt.
Bestätigung: Viele Männer sehen sich durch Sex darin bestätigt, dass sie nicht nur begehrt, sondern auch geliebt werden. Das funktioniert natürlich nur dann, wenn a) Sex auch etwas mit Liebe zu tun hat, und b) das bei beiden Partnern so ist (was beides nicht als selbstverständlich angenommen werden sollte).

Sex kann für manche Erwachsene das sein, was Spiele für Kinder sind.

Spiel: Sex kann für manche Erwachsene das sein, was Spiele für Kinder sind. Das reicht vom simplen Zeitvertreib bis hin zur kreativen Selbstverwirklichung. Mann schlüpft in andere Rollen, führt eine kleine Inszenierung auf, füreinander und miteinander.
Kinderwunsch: Ach ja, beinahe hätte ich die Biologie vergessen. Auch das ist eine Motivation für Sex.

Wie ist es bei dir? Gib dir Antworten auf die folgenden Fragen:

- Wie wurde in deiner Kindheit und Jugend, soweit du dich erinnern kannst, mit deinen Bedürfnissen umgegangen?
- Spürst du alle deine Bedürfnisse? Nach Freiheit und Abenteuer einerseits, nach Sicherheit und Geborgenheit andererseits?
- Wie bringst du als Erwachsener deine Bedürfnisse ein? Wo stehst du zwischen rücksichtsloser Selbstverwirklichung und selbstloser Anpassung?
- Kommt das vielleicht auf den Lebensbereich an (Beruf, Beziehung, Familie, Individuelles) oder zieht sich ein roter Faden durch alle Bereiche deines Lebens hindurch?
- Wie ist es im Sex? Welche Bedürfnisse befriedigst du durch Sex? Wozu machst du Sex? Welche Motivation steht im Vordergrund?

So, was haben wir bis jetzt? Die körperliche Lerngeschichte und einen Blick in die Vergangenheit. Wir kommen zurück zum konkreten Liebesspiel.

An- und Abturner

Schon mal etwas vom Dualen Kontrollmodell gehört? Diese sexualwissenschaftliche Theorie hat herausgefunden, was wir alle schon wussten: Es gibt Dinge, die machen uns an, da treten wir sexuell aufs Gas. Und es gibt Dinge, die turnen uns ab, da gehen wir auf die Bremse – oder steigen sogar aus. Diese Theorie hat auch ein paar Neuigkeiten zu bieten, z. B. dass dieses Gas- bzw. Bremssystem mit körperlichen Veränderungen einhergeht.

Nach deinen An- und Abturnern suchen wir jetzt. Beide erlebst du auf jeden Fall mit deinem Körper, also mit deinen Sinnen. Die Buddhisten zählen zu den Sinnen auch noch den Geist, der die Fantasien ebenfalls einschließt. Mir gefällt das, und – ob Buddhist oder nicht – wir nehmen die Fantasien zu den 5 Sinnen noch dazu und haben dann folgende *Erregungsquellen*: das Hören, Riechen, Schmecken, Tasten, Sehen und die Fantasie.

Jetzt könnte Mann natürlich darüber diskutieren, ob z. B. Pornoschauen mehr mit dem Sehsinn oder mit der Fantasie zu tun hat. Machen wir aber nicht – interessiert hier nicht. Uns interessiert vielmehr:

- Welche(n) deiner Sinne nutzt du bevorzugt für sexuelle Erregung? Wie immer unterscheiden wir Selbstbefriedigung einerseits und Partnersexualität andererseits.
- Worauf richtest du deine Aufmerksamkeit, um Erregung zu steigern, und andererseits, um sie zu bremsen oder abzuschwächen?

Das ist schon mal ein erster Anlauf. Ich wüsste aber gern genauer, was dich an- und abturnt. Wir machen mal wieder eine Übung.

Übung 19: An- und Abturner

Schreibe die zwei besten und geilsten sexuellen Erlebnisse auf, die du bisher hattest. Dann schreibe auch die zwei schlimmsten, unschönsten Erfahrungen auf, an die du dich erinnern kannst. Werte alle vier nach folgenden Gesichtspunkten aus:

- Wo war das? Zu Hause, bei dir oder bei ihr (ihm), in der Öffentlichkeit, virtuell über Medien …?
- Was genau habt ihr gemacht? Geschlechts-, Oral-, Analverkehr, (Heavy-)Petting, Knutschen …?

- In welchem Zustand warst du? Also: Wie war deine Hintergrundstimmung, wie ging es dir gesundheitlich …?
- Worauf genau war deine Aufmerksamkeit gerichtet? Auf dein körperliches Erleben, auf deine Gedanken, auf deine Gefühle oder auf noch was anderes?
- Was genau an deiner Liebespartnerin (deinem Liebespartner) hat dich angemacht (bzw. runtergebracht)? Aussehen, Geruch, Griffigkeit, Töne …?
- Was genau am Verhalten des anderen hat dich erregt? Wie hat sie ihre (er seine) Lust gezeigt?
- Was genau hast du gemacht? Wie hast du deine Geilheit zum Ausdruck gebracht?
- Welche Art von Beziehung hattet ihr? Dauerhafte Liebesbeziehung, Bumskumpel, One-Night-Stand, Geschäftsbeziehung …?
- Ging es auf der Beziehungsebene um Vertrauen, Liebe, Macht, Langeweile, Trost oder anderes?

Finde so heraus, was für dich geil ist – und was nicht.

Jetzt fehlen uns nur noch zwei Komponenten, um uns dein sexuelles Strickmuster anzuschauen und dein Penisprojekt zu formulieren.

Dein Begehren

Wie machst du es eigentlich, dass du Lust darauf bekommst, Sex zu haben? Wie, die ist einfach da? Das ist schön, wenn es sich so anfühlt, aber ich behaupte, du tust etwas dafür, auch wenn du es nicht merkst.

Was tust du dafür, Lust zu haben?

Nehmen wir was anderes als Sex, z. B. sonntagabends Krimi schauen (wenn Krimis für dich doof sind, nimm etwas anderes, auf das du Lust hast). Wie machst du es, darauf Lust zu haben? Egal was du nimmst, meist geht es um Folgendes:

Vorfreude: Du weißt, es wird stattfinden. Und es wird sich gut anfühlen, auf jeden Fall hinterher, wenn es getan ist.

Positive Erwartungshaltung: Die Wahrscheinlichkeit ist größer, dass es gut wird, als die, dass es schlecht wird. Auch wenn Mann manchmal ge-

gen den inneren Schweinehund ankämpfen muss, ist es ziemlich sicher, dass es sich hinterher gut anfühlen wird.
Fehlerfreundlichkeit: Selbst wenn der Krimi schlecht sein sollte, gibt es gute Seiten. Man hat gemeinsam auf der Couch geschmust, hat was zu erzählen, auch mit den Kolleg*innen am nächsten Tag.
Lerngeschichte: Dass das Spaß macht, hast du irgendwo gelernt. Es gibt Menschen, die hassen Krimis. Wer hat es dir wie beigebracht, Krimis zu mögen? Hast du als Kind schon mit der Familie geschaut?
Frustrationstoleranz: Der Krimi war schlecht? Schmeißt du deswegen den Fernseher aus dem Fenster? Eher nicht. Die Hoffnung bleibt, dass der nächste besser wird.
Wiederholung: Diese Hoffnung beruht auf der Erfahrung, dass es „normalerweise" ja Spaß macht. Du hast also viele Erfahrungen gemacht, dich immer wieder vor die Glotze gehockt und geschaut.

Jetzt übertragen wir das Ganze auf deine Lust auf Sex.

- Vorfreude: Wie sieht es aus mit deiner Vorfreude auf Sex? Mit einem ausgewachsenen Penisproblem braucht es jede Menge Eier in der Hose, um nicht die Lust zu verlieren.
- Positive Erwartungshaltung: Hmm, die Hoffnung stirbt zuletzt, oder wie war das? Was ist bei dir noch da an Mut und Risikobereitschaft?
- Fehlerfreundlichkeit: Kannst du dich mit deinem Penisproblem noch gern haben oder wertest du dich ab – als Looser und Versager?
- Lerngeschichte: Wie du Sex gelernt hast, haben wir mit den Fragen oben schon beantwortet.
- Frustrationstoleranz: Hast du noch Hoffnung auf Veränderung? Ich hoffe doch!
- Wiederholung: Übung macht den Meister. Also Augen auf und durch.

Begehren kann sich auf zwei sehr verschiedene Bereiche richten.

Begehren kann sich auf zwei sehr verschiedene Bereiche richten. Da ist zum einen der Wunsch nach Liebe und Verbundenheit, nach Anerkennung und Bestätigung – das Liebesbegehren. Zum anderen kann sich Begehren auch auf die sexuelle Erregung, auf den erotischen Rausch und den sinnlichen Kitzel beziehen – das erotische Begehren. Bei den meisten Menschen ist es eine Mischung aus beidem. Das Schwierige an der Sache ist: Das Liebesbegehren hat mehr mit Nähe und Sicherheit zu tun, das sexuelle Begehren mehr mit Fremdheit und Andersartigkeit. Begehren tun wir nun mal, was wir *nicht* haben! Zu viel Nähe führt oft dazu, dass sich die sexuelle Lust aus dem Staub macht. Wir müssen also nicht nur das Nähe-Distanz-Dilemma gestalten, sondern auch noch das Dilemma zwischen dem Begehren nach Liebe (Vertrautheit) und sexueller Erregung (Fremdheit). Mann, Mann, gar nicht so einfach mit dem Begehren!

Noch eine Sache, dann tragen wir alles zusammen und schauen auf dein *Penisprojekt*.

Deine Überzeugungen – Sexmythen

Welche Rolle spielt eigentlich die Gesellschaft? Das ist ein Faktor, der scheinbar unsichtbar im Hintergrund schwebt, aber durchaus seine Wirkung hat – meistens keine hilfreiche.

Die letzte Hexe wurde in Deutschland 1756 hingerichtet, in der Schweiz 1782. Sexualität als Ausdruck von Lebensfreude, Genuss und Liebe wurde damals im wahrsten Sinne des Wortes verteufelt und als schmutzig und tierisch definiert. Aber das ist lange her, wir leben in einer aufgeklärten Zeit. Die Trennung in die Heilige und die Hure betrifft uns heutzutage nicht mehr. Oder doch?

Historisch betrachtet ist 270 Jahre nicht lange her. Wie nennt man eine junge Frau, die ihre Sexualität freizügig lebt und genießt? Auch heutzutage immer noch: eine Schlampe. Wie nennt man einen jungen Mann, der genau das Gleiche tut? Einen Womanizer, einen Frauenheld. Das Bild ist im Wandel, es gibt inzwischen auch Bezeichnungen für männliche Schlampen (Spermaschleuder), aber die Abwertung ist nicht so grundlegend und so tief in unseren Überzeugungen verankert wie bei Schlampen.

Gesellschaftlich transportierte Vorstellungen haben Macht, weil wir nicht merken, dass es nur Vorstellungen und Überzeugungen sind.

Was sind eigentlich die Gegenstücke zur Heiligen und zur Hure? Der edle Ritter und der Hurenbock, der Freier? Etwas weniger bildhaft vielleicht der Familienvater und der Pornogucker? Gesellschaftlich transportierte Vorstellungen haben ihre Macht über uns, weil wir nicht merken, dass es nur Vorstellungen und Überzeugungen sind. Diese Vorstellungen fühlen sich so normal an, als wäre die Welt eben so: „Ist doch ganz normal, oder?“

Ich begegne in der Praxis tagtäglich den Vorstellungen, wie Sex und Beziehungen wirklich und tatsächlich sind. Hier einige der wichtigsten Mythen über Sex und Liebe:

Sex ist die natürlichste Sache der Welt. Das muss man nicht lernen und Mann (wie Frau) hat automatisch Lust darauf. Das liegt eben in der Natur. Im Umkehrschluss heißt das allerdings auch: Wer keine Lust auf Sex und womöglich gar ein Problem damit hat, der muss irgendwie krank sein, zumindest an einer Störung leiden.

Einspruch, euer Ehren, dem ist definitiv nicht so. Natürlich ist am Sex vielleicht noch, dass dadurch Kinder entstehen. Das funktioniert auch bei Vergewaltigungen, hat aber mit Lust und Genuss nichts zu tun. Ich halte dagegen (und habe die Sexualwissenschaft hinter mir): Sexualität wird gelernt. Wäre Sex die natürlichste Sache der Welt, dann könnten wir doch auch natürlich darüber reden, oder? Tun wir aber nicht. In der Öffentlichkeit gibt es Morddrohungen gegen Sexualpädagog*innen, Paare teilen sich einander nicht mit, aus Scham oder Angst oder einfach, weil ihnen die Worte zur Beschreibung des Erlebten fehlen.

Sexualität wird gelernt.

Sex ist wie Beutelreis: gelingt immer und klebt nicht! Das ist die konsequente Weiterentwicklung des erstgenannten Mythos. Weil es ja so natürlich ist, klappt auch alles, schmeckt auch alles, und zwar immer! Ähm … nö!

Sex und Liebe gehören zusammen. Auch so eine weitverbreitete Überzeugung. Ja, heutzutage sehen wir das so. Aber es ist ein relativ modernes Phänomen, dass Beziehungen auf einem Gefühl, nämlich auf Liebe gegründet sind. Es ist noch nicht so lange her – und oft heute noch so –, dass es bei Beziehungen um Macht, Status und materielle Absicherung ging. Die Überzeugung, Sex und Liebe gehören zusammen, bedeutet aber auch, dass eine Beziehung ohne Sex keine richtige Beziehung mehr sein kann. Dass da irgendwas falsch dran ist oder sogar krank.

Eine Beziehung ohne Sex ist möglich, und das sagt nichts aus über die Beziehungsqualität.

Einspruch, euer Ehren, schon wieder. Eine Liebe, eine Beziehung ohne Sex ist möglich, und das sagt nichts aus über die Beziehungsqualität. Auch Sex ohne Liebe kommt vor. Davon lebt das älteste Gewerbe der Welt: Prostitution. Warum boomen eigentlich Kontaktbörsen im Internet? Nie war ein Seitensprung so einfach wie heute. Löst das romantische Liebesideal der monogamen Zweierbeziehung – die Eine (der Eine) für alles, auf immer und ewig – doch nicht alle Versprechungen ein?

Richtiger Sex ist Geschlechtsverkehr. Ja, was denn sonst, bitteschön? Hat uns doch Bill Clinton schon erzählt: Ich hatte keinen Sex mit dieser Frau. Die hat mir ja nur einen geblasen.

Kinder wissen schon in der Grundschule, dass Sex Geschlechtsverkehr ist. Ich habe viele Kinder bis zum Alter von 12 Jahren gefragt, wie Sex geht und die gleichen Antworten bekommen wie von den Erwachsenen: „Der Mann steckt seinen Penis in die Scheide der Frau!"

Genau. Ist doch so, oder? Ja, ist so. Diesmal kein Einspruch. Aber das ist nur eine Seite der Medaille. Warum sagt niemand: „Die Frau nimmt den Penis des Mannes mit ihrer Scheide auf!" Das ist genauso richtig. Sagt aber kein Mensch. Das wiederum sagt etwas aus, über unser Verständnis von Sexualität und darüber, wie die Jobs verteilt sind. Der Mann macht es der Frau. Und sie, was macht sie? Naja, sie revanchiert sich. Damit komme ich zum nächsten Mythos.

Der eine macht's dem anderen, und damit ist für jeden gesorgt. Stimmt ja auch wieder. Das heißt aber als Spielregel für das Liebesspiel: Der eine ist für den Orgasmus des anderen zuständig, sogar verantwortlich. Aber woher weiß Mann, was die Partnerin (der Partner) will und braucht? Was ist, wenn sie (er) es selbst gar nicht so genau weiß?

Würde man die Spielregel umformulieren, würde es auch passen: Jeder ist für sich selbst verantwortlich, auch für die eigene Lust, für den eigenen Orgasmus. Ich rede nicht von rücksichtsloser Selbstbefriedigung im Beisein des Partners, nein, nein. Ich rede davon, die eigenen Bedürfnisse und Wünsche einzubringen. Das Risiko einzugehen, sich verletzlich zu machen und zu sagen: „Schau mal, das und das würde mir gefallen. Wie ist das für dich?" Um eben zu zweit einen Umgang mit der Unterschiedlichkeit zu entwickeln.

Jeder ist für sich selbst verantwortlich, auch für die eigene Lust, für den eigenen Orgasmus.

Orgas-Muss. Neulich las ich auf einem Aufkleber: Sex ohne Orgasmus ist wie Rock ohne Bass. Na, herzlichen Glückwunsch! Ohne Orgasmus zählt es nicht, oder wie? Was heißt das für die 80 % der Frauen, die durch Geschlechtsverkehr nicht zum Orgasmus kommen? Die sind nicht normal? Moment mal: 4 von 5 haben keinen, aber 1 von 5 definiert das Normale? Da stimmt doch was nicht. Und umgekehrt: Sex mit Orgasmus ist automatisch schön? Auch da fallen mir zahlreiche Gegenbeispiele ein.

Guter Sex ist spontan! Ja, am Anfang, in der Verliebtheitsphase, da ging alles noch von selbst und spontan. War das so? Ich behaupte: Nein. Es war nicht wirklich spontan, aber der Aufwand, der betrieben wurde, damit dann

„eines zum anderen führt", der fiel nicht auf, der hat nämlich Spaß gemacht. Erinnere dich an die ersten Verabredungen: Wie kam es dazu? Warst du vorher schon aufgeregt? Hattest du Hoffnungen, geheime Pläne, wie das Date verlaufen sollte? Hast du vorher gar geduscht, dich rasiert, Kondome gekauft? Wo, bitte schön, ist da die Spontaneität? Alter Schwede, das war geplant und von langer Hand vorbereitet.

Wie war das mit dem Sonntagskrimi? Ist der spontan? Wenn du wissen willst, was dir wichtig ist, schau mal in deinen Kalender. Was steht da drin? Deine Termine. Gibt es da auch ein Date mit deiner Liebsten (deinem Liebsten)? Eher nicht, der Alltag ist so durchgeplant, da soll nicht auch noch der Sex geplant sein. Und wie geht das, bitteschön? In dem ganz normalen Alltagswahnsinn mit Arbeit, Haushalt, Kindern, Freunden, Eltern, Familien, Hobbys. Wer da die eigene Sexualität dem Zufall überlässt, sollte sich nicht wundern, wenn es zufällig immer seltener dazu kommt. Ach so, abends, wenn alles erledigt ist. Manche kriegen dann noch Sex zum Stressabbau hin. O. K., wenn die Partnerin (der Partner) auch so drauf ist, kann's gehen. Aber auch nur dann.

Wer die eigene Sexualität dem Zufall überlässt, sollte sich nicht wundern, wenn es zufällig immer seltener dazu kommt.

Überlege mal, welche Spielregeln du beim Liebesspiel hast. Beantworte dir die folgenden Fragen:

- Beschreibe einem Außerirdischen, wie wir hier guten Sex machen.
- Welche Rolle spielt Geschlechtsverkehr für dich? Gibt es Alternativen dazu oder sind das nur Notlösungen?
- Welche Rolle spielt ein Orgasmus für dich? Wie ist es mit deinem eigenen und wie mit dem der Partnerin (des Partners)?
- Wer ist verantwortlich für deinen Orgasmus? Wer für den deiner Partnerin (deines Partners)?
- Was ist, wenn ein Orgasmus mal nicht klappen will? Drama? Versagt? Oder: O. K., auch schön?

Die Frage nach den eigenen Überzeugungen ist schwer zu beantworten, weil Mann erst dann merkt, dass Mann welche hat (bzw. hatte), wenn man Alternativen dazu erlebt – oder so seltsame Fragen gestellt werden.

Penisliebe!

Jetzt kommen wir zu deinem Penisprojekt.

Dazu sammeln wir erst mal alles, was du bisher über dich in Erfahrung gebracht hast – das ist deutlich mehr als nur reines Wissen. Daraus bauen wir einen Kompass für deine nächsten Entwicklungsschritte. Mit diesem Kompass in der Hand werfen wir einen Blick auf die typischen Penisprobleme, die mir in der sexualtherapeutischen Praxis begegnen. Von deinem Standpunkt aus, also da, wo du dich wiederfindest, kannst du starten, dir die für dich passenden Übungen und Lernschritte aussuchen – und anfangen.

Du suchst dir die passenden Übungen und Lernschritte aus!

Die Zusammenhänge zu verstehen ist einfach, denn sie sind nicht wirklich kompliziert. Deine Handlungen, dein Körpergespür, deine Gefühle, deine Gedanken zu erweitern, das ist das Schwierige. Denn alles zusammen ist hochgradig komplex. Körper, Gefühle und Gedanken hängen auf vielfältige Arten und Weisen zusammen. Das ist aber kein Problem, das ist nur eine Tatsache – die wir uns zunutze machen. Denn dadurch gibt es viele Möglichkeiten, ein Teil anzuschubsen und das ganze Mobile in Bewegung zu bringen.

Es ist sinnvoll, das ganze Kapitel zu lesen. Du wirst bei den Penisproblemen, mit denen du nichts zu tun hast, merken, dass du Dinge kannst, die andere nicht können. Du hast also nicht nur dein Problem, sondern auch jede Menge Stärken. Die geraten leider viel zu oft aus dem Blick, wenn Mann diesen immer auf das richtet, was nicht funktioniert!

Etwas ganz Wichtiges vorweg: Du darfst so bleiben, wie du bist! Es muss nichts „weg" von dir, es kommt nur was hinzu. Jaja, du willst dein Problem weg haben, so schnell wie möglich – schon kapiert. Wenn ich sage, es muss nichts weg, dann meine ich das, was dich ausmacht. Ich behaupte nämlich, dass du völlig in Ordnung bist, genauso wie du bist. Wenn du körperlich gesund bist, dann ist das, was du dein Problem nennst, nicht Ausdruck einer Störung oder Krankheit, sondern einfach die Konsequenz dessen, was du im Lauf deines Lebens über dich und Sex gelernt hast und was du mit und aus deinem Körper gemacht hast.

Dein Problem ist die Konsequenz dessen, was du im Lauf deines Lebens über dich und Sex gelernt hast und was du mit und aus deinem Körper gemacht hast.

Dein Penisprojekt

Das Vorgehen ist relativ simpel: Wo stehst du? Wo könntest du hin? Wie kommst du dahin? Wir schauen also zuerst nach unseren drei alten Bekannten: Körper, Gefühle und Gedanken.

Körper

In den Übungen im ersten Teil ging es darum, deinen Körper zu spüren. Welche körperlichen Erfahrungen hast du gemacht? Das ist die Basis, von der wir ausgehen. Was hast du empfunden bei den Übungen, was hast du wahrgenommen?

Auf dieser Ebene geht es nicht darum, was du im Sinne von Gefühlen wie Freude, Angst, Trauer fühlst. Wir sind sozusagen noch davor. Hier geht es nur um Hinspüren und Wahrnehmen. So simpel und doch so schwer. Das sind z. B. Beschreibungen von Zuständen wie warm/kalt, eng/weit, schnell/langsam oder Beschreibungen mit Bildern wie „als drückt ein Gewicht auf der Brust“, „schweben wie auf einer Wolke“ oder ähnlich.

Gefühle

Jetzt erst geht es darum, innere Worte und Beschreibungen zu finden, um die verschiedenen Körperwahrnehmungen zu bewerten wie gut/schlecht, angenehm/unangenehm, unschön/schön/geil. Wird die Beschreibung dann noch genauer, kann Mann auch Gefühle im engeren Sinn benennen, z. B. Freude, Angst, Trauer, Liebe, Geilheit usw.

Was einen Namen hat, existiert!

Wenn du deine erlebte Wahrnehmung, also den *körperlichen Eindruck* in Worte fasst, ihn beschreibst und benennst, dann hast du diesem Erlebten auch einen *sprachlichen Ausdruck* gegeben. Das kommt so unscheinbar daher, ist aber grundlegend wichtig: Was einen Namen hat, existiert! Du hast dann die Wahl, ob du es für dich behältst oder mit anderen teilen (= dich mitteilen) willst.

Gedanken

Mit den Gedanken verlassen wir die Ebene dessen, was du erlebst, und denken darüber nach. Kurzer Trommelwirbel: Das ist ein Riesensprung! Mit dieser Fähigkeit unterscheiden wir uns von den Tieren. (O. K., schaut man die Weltpolitik an, verliert man den Glauben an diesen Unterschied.)

Wenn du dir Gedanken über das machst, was du erlebst (oder erlebt hast), springst du von der erlebten Ich-Ebene zur gedachten „Er-Sie-Es"-Ebene: Du beobachtest dich selbst von außen!

Es gibt also zwei Betrachtungsebenen: eine innere, wo du „Ich" bist und dich erlebst – im Deutschen gibt es dafür das Wort „Leib" – und eine äußere Ebene, wo du über dich selbst als über „Ihn" nachdenkst. Das ist das, was als „Körper" bezeichnet wird.

Viele Männer schreiben dem Bereich der Gedanken mehr Bedeutung zu als dem, was sie empfinden und fühlen.

Körper, Gefühle und Gedanken sind im Grunde gleich wichtig. Vielen Männern passiert es aber, dass Sie dem Bereich der Gedanken mehr Bedeutung zuschreiben als dem, was sie empfinden und fühlen. Schauen wir mal bei dir!

Deine sexuelle Landkarte

Dein Körper

Hole dir deine Aufzeichnungen und eröffne ein neues Kapitel. Die Überschrift lautet „Ich und mein Körper". Gehe deine Notizen von Anfang an durch und schreibe auf, was du ***körperlich*** erlebt hast.

Bringe alles zusammen, was dein körperliches Erleben betrifft.

An dieser Stelle merkst du schon, dass wir die Bereiche Körper, Gefühle und Gedanken nur künstlich trennen können. Denn du machst dir gerade Gedanken über das, was du körperlich empfunden und gefühlt hast. Aber wir verschwenden keine Zeit mit Philosophie, zurück ins Hauptmenü: körperliche Empfindungen.

Deine Erfahrungen aus dem ersten Teil:

Dein Becken

- Was von dieser Körperregion kannst du spüren?
- Wie setzt du dein Becken ein, wie bewegst du es?

Deine Körperspannung und dein Bewegungsstil

- Wie ist deine allgemeine Muskelspannung und auf welche Art und Weise bewegst du dich? Wie stehst oder sitzt du? Schlaff, angespannt, beweglich, hart, weich …?

Deine Atmung

- Wie atmest du? Im Alltag, beim Sport, beim Sex, beim …?

Deine Aufmerksamkeit

- Worauf richtest du deine Aufmerksamkeit meistens: Körper, Gefühle, Gedanken?

Körperliches aus dem zweiten Teil:

Dein (Männer-)Bild von dir selbst

- Macho, Verschmelzer oder dazwischen – wie erlebst du dich?

Dein Selbstlieberitual

- Wie gestaltest du – in körperlicher Weise – sexuelle Erregung bei der Selbstbefriedigung? Wie machst du es dir?

Dein Liebesspiel

- Wie gestaltest du dein Liebesspiel mit deiner Partnerin (deinem Partner)?
- Wie ist der typische Ablauf? Welche typischen Phasen habt ihr?
- Womit steigerst du deine Erregung, womit senkst du sie?

Dein Begehren

- Was tust du für deine Lust auf Sex? Wie schaffst du dir (euch) Raum dafür?

Deine Gefühle

Schreibe auf, welche Gefühle dir bei der Arbeit mit diesem Buch begegnet sind.

Der zweite Teil deiner Landkarte heißt: Ich und meine Gefühle. Gehe deine Notizen unter dieser Perspektive durch und schreibe auf, welche Gefühle dir bei der Arbeit mit diesem Buch begegnet sind.

Gefühle aus dem ersten Teil:

Wie erging es dir bei den Übungen?

- Warst du unsicher: „Mache ich das auch richtig?“
- Warst du entschlossen: „Ich ziehe das jetzt durch, bis ich es kann!“?
- Konntest du etwas davon genießen: „Wenn ich es so mache, fühlt es sich gut an.“?

- Hast du dich vor dir selbst geschämt: „Das fühlt sich aber komisch an. Das ist doch künstlich und doof.“?
- Gab es Aha-Erlebnisse? Gab es neue Eindrücke beim Spüren?

Gefühle aus dem zweiten Teil:

- Was war bzw. waren die vorherrschenden Gefühle deiner Kindheit und Jugend bezüglich deines Junge-Seins? Natürlich hast du dir die Frage damals nicht so gestellt, aber stelle sie dir jetzt als Erwachsener.
- Welche Gefühle entstehen in dir, wenn du dein heutiges Mann-Sein als Erwachsener anschaust?
- Welche Sehnsüchte kannst du für dich benennen? Welche Leidenschaften hast du? Wofür brennt dein Feuer?
- Welche Gefühle bringst du deinem Penis entgegen?
- Welche Gefühle erlebst du bei der Selbstbefriedigung? Welche in der Partnersexualität?
- Was sind die vorherrschenden Gefühle in deiner Partnerschaft (falls du eine lebst) bzw. in deinen Partnerschaften (falls du mehrere hast oder hattest)?

Deine Gedanken

Im dritten Teil deiner sexuellen Landkarte geht es um dich und deine Gedanken. Das beinhaltet deine Überzeugungen und Glaubenssysteme, also alles, was du zu wissen glaubst. Setze dir also die Wissens- und Glaubensbrille auf, lies deine Aufzeichnungen ein drittes Mal und schreibe dir das Wichtigste raus.

Was denkst und glaubst du? Glaubst du, was du denkst?

Gedanken aus dem ersten Teil:

- Wie schätzt du deine Fähigkeiten ein, deinen Körper zu spüren? Dein Becken, deine Art, Muskelspannung einzusetzen, deine Art, dich zu bewegen?
- Wie schätzt du deine Fähigkeit ein, mit deinem Atem zu variieren?
- Was glaubst du, kannst du noch lernen? Und was brauchst du dafür?
- Wie gut kannst du deine Aufmerksamkeit lenken?

Gedanken aus dem zweiten Teil:

- Was hast du über Mann-Sein im Allgemeinen gelernt?
- Von wem und wie hast du gelernt, ein Mann zu sein?
- Spürt du deinen Wunsch nach Anerkennung, deine Sehnsucht nach Verbunden-Sein?
- Was ist mit dem Wunsch nach Autonomie und Eigenständigkeit?
- Wie hast du gelernt, wie Sex geht? Wer dabei was zu tun hat?
- Wozu machst du Sex?
- Was hast du durch die Erfahrungen in deiner Herkunftsfamilie über Beziehungen gelernt?
- Wie lauten die (unausgesprochenen) Spielregeln deines Liebesspiels? Ist es eher spielerisch oder eher bitterer Ernst?
- Welches Wissen über Sex ist für dich wahr?

Dein Kompass für deine Entwicklung

Zu viele Infos? Innehalten und spüren!

Da stehen jetzt so viele Infos über dich und dein sexuelles Profil: Haut dich das um? Sieht es aus wie ein Riesenberg? Dann wird es mal wieder Zeit für eine Übung.

Übung 20: Innehalten, Spüren und „Sinnieren"

Lies dir die Zusammenfassungen über deinen Körper, deine Gefühle und Gedanken noch mal durch, lege alles zur Seite und:

- mache es dir bequem, im Sitzen oder Liegen, egal, gleich jetzt,
- schließe deine Augen,
- spüre deinen Körper, von den Füßen bis zum Kopf, vom Scheitel bis zur Sohle (Body-Scan, du kannst das schon aus Übung 13),
- nimm wahr, was an Gefühlen oder/und Bildern in dir entsteht,
- lasse deine Gedanken abschweifen und ein Bild in dir entstehen, das zeigt, wo du als erotischer Mann hinwillst. Stelle dir dich vor beim Verführen, beim Liebesspiel, in der Hingabe, im Genuss, beim Höhepunkt, beim Landen danach …
- Verlasse dich auf dich als Gesamtkunstwerk aus Körper, Gefühlen und Gedanken. Vielleicht entsteht ein klares Bild, eine Fantasie in

deinem Kopf, vielleicht ein Gefühl oder eine Wahrnehmung. Spüre hin und lasse dir Zeit dabei. Innere Bilder brauchen Zeit, damit sie entstehen.

Dies ist dein erstes Bild für deine Richtung. Wie es aussieht, weißt nur du. Das Bild wird noch genauer, keine Bange!

Dazu stellen wir uns doof und tun mal so, als ob „entweder-oder" die entscheidende – und einzige – Denkstrategie in unseren Köpfen wäre. Das ist extrem hilfreich, weil auf einmal alles viel klarer wird: Es gibt entweder schwarz oder weiß, gut oder böse, richtig oder falsch, krank oder gesund, normal oder unnormal.

Wie einfach plötzlich alles ist, oder? Und wie einfach es wird, die richtigen Entscheidungen zu treffen! Viel angenehmer als dieses schwierige „und": Schwarz und Weiß und noch was dazwischen, Gut und Böse und was dazwischen. Oh je, jetzt sind sie wieder da, die vielen Möglichkeiten. Mann muss sich entscheiden, ohne zu wissen, was das Richtige ist.[4)] Das Schöne am Vereinfachen ist, dass es die Möglichkeiten reduziert: die Möglichkeiten sich zu verhalten, zu empfinden, zu fühlen, zu denken.

Stell dir ein Land vor, in dem es nur ein Auto gibt. Du musst dich nicht entscheiden! Vielleicht die Farbe aussuchen – ist ja auch nicht einfach. Wäre das schön? Nicht wirklich, oder? Hatten wir in Deutschland schon …

Diese Vereinfachungsstrategie machen wir uns jetzt für dein Penisprojekt zunutze. Wir vereinfachen alle Themen so, als gäbe es zwei Pole und etwas dazwischen. So, als könnte man sie auf einer Achse von A bis Z abbilden. Irgendwo auf dieser Achse stehst du. Es gibt nur drei Möglichkeiten der Bewegung: Du kannst in die eine Richtung gehen oder in die andere, oder du bleibst, wo du bist.

Bei einem Kompass gibt es nur zwei Achsen: eine von Nord nach Süd und eine von Westen nach Osten. Das funktionierte für Seefahrer lange Zeit bestens, auch ohne Satellitensystem und GPS. Wir machen es ähnlich, aber mit mehr als zwei Achsen. Wir teilen uns die Arbeit: Ich schlage die Achsen vor, du schätzt dich ein, suchst dir deine Richtung aus und entscheidest, ob du dich bewegen willst – oder auch nicht.

4) Ich liebe diesen kleinen therapeutischen Taschenspielertrick: Aus „entweder-oder" ein „und" machen. Auch schön ist, aus „aber" ein „und" zu machen. Probiere es aus. Oder noch eines: aus „man" wird „ich". Fühlst du einen Unterschied?

Weil das zugegebenermaßen ganz schön komplex ist, werde ich Beispiele bringen. Für die Penisprobleme, die mir am häufigsten begegnen, werde ich Wege beschreiben. Du suchst dir deinen aus.

Die Achsen

Die Achsen funktionieren wie Brillen, mit denen wir auf Penisprobleme schauen. Jede Brille bringt etwas Spezielles zum Vorschein, gleichzeitig verschleiert sie einen anderen Aspekt. Keine Brille ist die wahre, die richtige Perspektive, sondern nur eine von vielen. Wir orientieren uns an diesen Achsen:

Keine Brille ist die wahre, die richtige Perspektive, sondern nur eine von vielen.

emotional–genital

Das ist die Hauptachse, die uns immer wieder begegnen wird. Im Grunde geht es dabei um die Frage, was Sex mit Liebe zu tun hat.

Genital ist doppeldeutig, das macht es sprachlich etwas kompliziert. Zum einen bezeichnet es das Geschlechtsorgan, zum anderen die Geschlechtlichkeit, also alles, was die Existenz dieser Genitalien so mit sich bringt – und das bezieht sich auf den ganzen Mann: z. B. seine Identität als sexueller Mann, seinen Selbstwert, seine erotische Erlebnisfähigkeit, seine Potenziale der Verführung, der Hingabe, des Genießens.

Mit der Unterscheidung zwischen emotional und genital lässt sich die **Art des Begehrens** beschreiben: Liebesbegehren (= emotional) richtet sich auf Gefühle der Verbindung und des Miteinanders. Sexuelles Begehren (= genital) richtet sich auf das Erleben sexueller Erregung.

Liebesbegehren bewegt sich auf einem Spektrum zwischen den Polen Verschmelzung und Bezogenheit. Zur Verschmelzung mit einem anderen gehört logischerweise eine Auflösung des Selbst, sonst bleiben ja immer noch zwei übrig. Es gibt am Ende nur ein „Wir", die „Ichs" gehen dabei verloren. Der andere Pol besteht in der Existenz zweier (oder mehrerer) Individuen, die sich liebevoll aufeinander beziehen und gleichzeitig ihre Individualität, ihr „Ich" behalten.

Liebesbegehren bewegt sich auf einem Spektrum zwischen den Polen Verschmelzung und Bezogenheit.

Wenn die Lust auf Sex überwiegend aus dem Liebesbegehren kommt und aus Verschmelzungswünschen besteht, ist die Wahrscheinlichkeit groß, dass es an sexueller Erregung auf der körperlich-genitalen Ebene mangelt. Einfach deshalb, weil im Verschmelzungszustand der Selbstbezug, die Selbst-Aufmerksamkeit fehlen, und die brauchen wir, um in Erregung zu kommen.

Auch das sexuelle Begehren bewegt sich zwischen den Polen der Verschmelzung und der Bezogenheit. Da gibt es das Verschmelzen in der sexuellen Ekstase, was ebenfalls eine Auflösung des Ichs beinhaltet. Der Unterschied zum Liebesbegehren ist, dass es nicht um die Auflösung in ein „wir zwei" geht, sondern mehr in ein „wir alle". Dann gibt es noch eine radikale Variante des Eins-Seins: Es existiert nur eins, und das bin ich. Hierbei geht es um rücksichtslosen, egoistischen Sex, bei denen Sexpartner*innen nur als Objekte zur eigenen Befriedigung benutzt werden. Der andere Pol des sexuellen Begehrens ist ein Begehren, in dem zwei (oder mehr) Individuen sich voreinander, füreinander und miteinander sexueller Erregung hingeben.

Mit der Unterscheidung genital–emotional lässt sich auch die **sexuelle Funktionsweise** im Liebesspiel beschreiben. Wird sexuelle Erregung aus dem (ganz-)körperlichen Spiel mit den Lustorganen gezogen oder stammt sie aus der Intensität der Liebesgefühle, die sexualisiert werden?

Starke Emotionen führen zu zahlreichen körperlichen Veränderungen, also zu einer (nicht-sexuellen) Erregung.

Praxisbeispiel

Ich erinnere mich an einen Klienten, der als Zwölfjähriger während einer Klassenarbeit so unter Spannung (durch das Gefühl Angst) war, dass er einen Orgasmus hatte. Das hatte nichts mit erlebter Lust zu tun. Es passierte physiologisch und war für ihn damals eine irritierende Erfahrung.

Es ist also möglich, körperliche Erregung durch intensive Emotionen in sexuelle Erregung umzuleiten. So kann es sein, dass ein Mensch Gefühle nutzt, um sich zu erregen. Wunderbar dafür geeignet ist z. B. das berauschende Gefühl der Verliebtheit. In diesem Zustand ist dann Lust auf Sexualität vorhanden und wird gelebt. Fehlt die Intensität des Gefühls – jede Verliebtheitsphase hat nun mal ein Ende –, fehlt auch die sexuelle Lust.

Die **Konstruktion der Männlichkeit** lässt sich ebenfalls mit der Perspektive der Unterscheidung von genital und emotional betrachten. Am einen Pol steht eine Männlichkeit, die das Genitale betont: großes sexuelles Begehren, leichte Erregbarkeit, gute Erektionsfähigkeit, Orgasmen sind möglich, klassisch-männliches Auftreten. Am anderen Pol steht eine Männlichkeit, die eher über das Emotionale definiert

Je nach Männerbild sucht Mann sich seine Anerkennung und Wertschätzung.

wird, da geht es um Einfühlungsvermögen, Fürsorglichkeit, Väterlichkeit und Kooperationsfähigkeit.

Je nach Männerbild sucht Mann sich seine Anerkennung und Wertschätzung: Entweder bestätigt er sich mehr durch gute sexuelle Funktionalität (wehe, er entwickelt eine „Funktionsstörung" …) oder er sucht sich seine Bestätigung eher über das Emotionale (was ja eigentlich nur bestimmte Emotionen bedeutet, eben jene, die mehr dem klassischen weiblichen Rollenbild zugeschrieben werden).

verschmelzend–abgrenzend

Diese Achse beschreibt die Regulierung von Nähe und Distanz auf der Beziehungsebene. Am einen Pol befinden sich die Autonomie-Junkies, die Freiheit und Abenteuer brauchen und die goldene Käfige, welche mit Verantwortung und Verpflichtung einhergehen, meiden wie der Teufel das Weihwasser. Sie bezahlen ihre Autonomie mit dem Verzicht auf Gefühle der Geborgenheit, der Verbundenheit und des „Zu-Hause-Ankommens". Am anderen Pol sind die Verschmelzer, die sich nichts sehnlicher wünschen, als mit der Partnerin (dem Partner) eins zu werden und zu verschmelzen. Sie verzichten liebend gern auf Unabhängigkeit und können es geil finden, sich in einer Beziehung zu verlieren.

Mit dem Wunsch nach Freiheit und Abenteuer in den Sonnenuntergang zu reiten ist etwas komplett anderes, als sich mit dem Wunsch nach Sicherheit und Geborgenheit an den Frühstückstisch mit Frau (Mann) und Kindern zu setzen. Beides hat was, aber wie kriegt Mann das zusammen?

aktiv–reaktiv

Diese Achse betrifft die Art und Weise des Liebesspiels, vom Begehren vor dem Liebesspiel bis hin zur sexuellen Begegnung. Wer schafft Gelegenheiten für sexuelle Begegnungen? Wer kümmert sich um Raum und Zeit? Wer übernimmt die Initiative beim Liebesspiel? Wie sind Geben und Nehmen verteilt? Wer führt und/oder verführt? Wer macht es wem? Wer ist für wessen Orgasmus verantwortlich?

Den klassischen Geschlechterrollen entsprechend wird die weibliche Sexualität oft als „responsiv" beschrieben: Die Lust der Frau auf Sex muss erst geweckt werden. In der Theorie kommt diese ehrenwerte Aufgabe natürlich dem Manne zu – wem sonst? Bei meiner Arbeit erlebe ich bei vielen Männern allerdings, dass deren Lust

Dauerhafte Erwachsenenbeziehungen funktionieren nach dem Prinzip der Balance.

genauso geweckt werden muss, nach dem Motto: „Mach du mir meine Lust! Zieh dir was Schönes an, mach mich geil und nimm mich."

Die Achse aktiv–reaktiv funktioniert auf Dauer nach dem Prinzip des Ausgleichs: Weder Mann noch Frau übernimmt in aller Regel gern die Rolle desjenigen, der *immer* anfängt. Beide Geschlechter wollen auch mal verführt werden. Dauerhafte Erwachsenenbeziehungen funktionieren nach dem Prinzip der Balance: Ein Ungleichgewicht hat die Tendenz zum Ausgleich. Wer z. B. über Jahre sexuell gegeben hat, will auch mal was nehmen. Zur Beschreibung von sexuellen Teufelskreisen ist die Unterscheidung aktiv–reaktiv eine sehr hilfreiche Betrachtungsweise.

O.K., jetzt haben wir alles, was du brauchst: deine Landkarte, deinen Kompass. Jetzt geht es los mit den Penisprojekten.

Penisprojekt 1: Er will nicht (Lustlosigkeit)

Lustlosigkeit trifft nicht nur Frauen! Auch Männer kommen mit diesem Thema zu mir in die Praxis. Das Phänomen Lustlosigkeit zu nennen ist nicht sehr differenziert. Wir schauen genauer hin:

1. Hast du generell keine Lust auf Sex, also weder auf Selbstbefriedigung noch auf Partnersexualität?
2. Hast du Lust auf Selbstbefriedigung, aber nicht auf Partnersex?
3. Hast du Lust auf Zärtlichkeit und Nähe, aber nicht auf Sex und Erregung?
4. Hast du keine Lust (mehr) auf deine Frau (deinen Mann)?

Das Ergebnis ist immer das Gleiche: keine Lust. Aber die Dynamiken, die dahinter stecken, sind sehr verschieden.

Du hast überhaupt keine Lust

Starten wir mit dem großen Paket: Du hast weder Lust auf Selbstbefriedigung noch Lust auf Partnersex.

Erste Frage: Bist du in einer Beziehung oder nicht? Wenn ja, dann ist es dir also gelungen, eine Frau (einen Mann) zu „erobern" und zu „gewinnen". Deine Qualitäten liegen wohl in einem anderen Bereich als in der Erotik. Falls du Single bist, gehe ich davon aus, dass du dich auf die Suche nach deiner Lust machen willst, sonst hättest du dir dieses Buch nicht besorgt.

Nächste Frage: Hattest du schon mal Lust, oder ist sie dir vergangen? Hm, noch nie so richtig? (Für den Fall, dass dir die Lust vergangen ist, du aber prinzipiell schon welche hattest, kannst du den Abschnitt hier überspringen.)

Entwarnung: Überhaupt keine Lust auf den ganzen „Sexkram" zu haben, ist keine Krankheit! Es ist durchaus möglich, auch ohne Sex ein zufriedenes Leben zu führen.

Bist du asexuell? O je, natürlich gibt es auch dafür eine Bezeichnung, eine Pseudodiagnose. Meine Meinung dazu, ohne Anspruch auf Wahrheit: Ich glaube, dass jeder Mensch (!!) die Fähigkeit hat, sexuelle Erregung zu erleben. Das heißt aber noch lange nicht, dass diese Fähigkeit genutzt wird – und auch noch als lustvoll erlebt wird.

Es ist durchaus möglich, auch ohne Sex ein zufriedenes Leben zu führen.

Allgemeine Lustlosigkeit heißt für mich erst mal: Du hast bisher gelernt, dass Sex dir nichts Angenehmes oder Lustvolles bringt. Wahrscheinlich liegt deine Stärke eher im Bereich der emotionalen Liebesbeziehung als in dem der körperlichen Liebe. Ebenso wahrscheinlich richtet sich dein Begehren dann auch eher auf Liebesgefühle – und weniger auf sexuelle Erregung.

Um es ganz klar zu sagen: Das ist eine Stärke! Du kannst Beziehungen eingehen und sie erhalten. Das kann nicht jeder! Den dranghaften Kontaktsuchern (siehe Seite 134) fehlt genau das. Wie es halt so ist, eine Eigenschaft kann Fluch *und* Segen sein. Wenn dir der andere Pol, das sexuelle Begehren, fehlt, kommt das (wahrscheinlich) irgendwann zum Vorschein und will entwickelt werden. Sehr menschlich, oder?

Das Thema Lustlosigkeit liegt also hauptsächlich auf der Achse genital–emotional. Da müssen nicht unbedingt Erfahrungen von sexueller Gewalt oder andere negative Erlebnisse dahinterstecken. Erinnere dich daran, wie Mann Sex lernt (Seite 66). Wenn Sexualität in der Herkunftsfamilie nie thematisiert wurde, oder noch schlimmer, als etwas Schlechtes oder Gefährliches dargestellt wurde, dann stellt sich auch die dazu passende Überzeugung ein.

Wenn zusätzlich körperliche Lernerfahrungen nie gemacht oder sogar noch verboten wurden, dann sind die Lustorgane mit ihrer Funktion nicht im Gehirn angemeldet. Etwa so, wie wenn du einen Drucker neben dem Rechner stehen hast, beide sind an, aber die Treiber sind nicht installiert: keine Verbindung! Kein Ausdruck!

Hattest du schon einmal eine Hand oder einen Arm gebrochen und musstest mehrere Wochen einen Gips tragen? Dann weißt du, dass es eine Zeit des Lernens erfordert, bis die Funktion wieder da ist wie zuvor. Unser Nervensystem funktioniert nach dem Motto: Use it or lose it (auf Deutsch: Nutze oder verliere es), das heißt, eine Funktion, die nicht abgerufen wird, gerät in Vergessenheit. Sie ist nicht weg, sie schläft und wartet darauf, aus ihrem Dornröschenschlaf wachgeküsst zu werden. So ist das mit der Lust auf Sex im Grunde auch.

Erinnere dich an Seite 88 (Mythen über Sex), wo ich behaupte, dass Sex eben nicht die natürlichste Sache der Welt ist, sondern gelernt wird. Natürlich gibt es sexuelle Erlebnisse, die sich im Lauf des Lebens zufälligerweise, quasi natürlich ergeben, aber wenn diese zufällig gemachten Erfahrungen nie mit Sexualität in Verbindung gebracht werden, dann sind sie auch nicht im Hirn (bzw. im Körper) als *sexuelle/erotische* Erfahrung abgespeichert. Das sind dann stattdessen z. B. „komische Gefühle, wenn ich beim Duschen den Wasserstrahl unten drauf halte".

Klingt seltsam, ist aber so. Und jedenfalls kein Grund zur Sorge (aber als Grund zum Leiden weit verbreitet).

Wer keine Lust auf Sex hat, muss nicht zwangsläufig schlechte Erfahrungen gemacht haben. Es reicht schon, keine lustvollen erlebt zu haben.

Wer also keine Lust auf Sex hat, muss nicht zwangsläufig schlechte Erfahrungen gemacht haben. Es reicht schon, keine lustvollen erlebt zu haben. Wenn du allerdings schlechte Erfahrungen gemacht hast, z. B. sexuelle Gewalt erlebt hast, brauchst du möglicherweise zusätzliche therapeutische Unterstützung zur Bearbeitung.

Wie könnte deine Richtung aussehen, in die du dich entwickeln kannst (außer Asexualität zur neuen Lebensform zu stilisieren)? Die schlafende Lustfunktion deines Körpers wachküssen! Und deine Liebesqualitäten um erotische Fähigkeiten erweitern. Yippie, das kann Spaß machen!

Und das geht wie? „Einfach" die Erfahrungen nachholen, die in einer sexualfreundlichen Kultur zum Aufwachsen dazugehören sollten: Selbsterkundung (Doktorspiele), Selbstbefriedigung, sich informieren, sich ermutigen und ermächtigen lassen, Erlaubnis und Anleitung einholen. Das alles ist leider auch in unserer Zeit keine Selbstverständlichkeit!

Wenn das bei dir in der Kindheit nicht ging – warum auch immer – dann hole es als Erwachsener nach! Mit dem Ziel, Erfahrungen zu machen, die lustvoll sind. Denn: Hast du *Lust beim Sex*, ist die Wahrscheinlichkeit groß, dass du *Lust auf Sex* entwickelst. Fange mit Körpererkundung an, z. B. so:

Übung 21: Körpererkundung beim Duschen

Wann berührst du im Alltag deine Genitalien? Beim Duschen. Also nutze die Gelegenheit:

- Lass dir Zeit beim Duschen und dusche mal bewusst, also mit voller Aufmerksamkeit.
- Achte mal darauf, wie das Wasser an deinem Körper entlangläuft. Vom Kopf bis zu den Füßen. Spüre hin, wo du schon überall nass bist und wo noch trockene Stellen sind.
- Wenn du dich einseifst, dann richte deine Aufmerksamkeit auch auf den Körperteil, den du gerade berührst. Du wirst dir vielleicht etwas verrückt dabei vorkommen, aber das macht nichts – ist ja sonst niemand da. Es geht gerade nicht um deine Ratio, deinen Verstand. Der weiß, dass das dein Körper ist. Es geht um andere Hirnregionen, die nicht wissen, sondern erleben.
- Wenn du „unten" angekommen bist, lass dir besonders viel Zeit beim Hinspüren. Berühre alle Regionen deines Penis: deine Eichel und die Vorhaut (so vorhanden), den Schaft. Bei den Hoden genauso. Es geht nicht um Selbstbefriedigung und sexuelle Erregung. Es geht darum, deine Geschlechtsteile zu deinem Körperbild im Hirn hinzuzufügen. Dafür ist Wiederholung nötig, also mache es oft.

Eine andere (ebenfalls verrückte) Variante ist die folgende;

Übung 22: der Morgen- und Abendgruß[5]

Bevor du morgens deinen Hintern aus dem Bett quälst, fasst du die Vorderseite desselben an und wünschst deinem Penis einen guten Tag. Ja, ernsthaft. Rede mit ihm! Das machen viele Männer, ist ganz normal verrückt. Und abends dasselbe: „Gute Nacht, mein Lieber. Schlaf gut." Du kannst auch die Hoden noch mit dazu nehmen: „Guten Morgen, ihr Lieben. Wir starten in den Tag."

Rede mit ihm! Das ist ganz normal verrückt.

Die Strategie ist simpel: Lernen durch be-greifen. Also mit der Aufmerksamkeit dabei sein, anfassen, hinspüren und bewusst wahrneh-

5) Mein Dank für diese Idee gilt Gitta Arntzen, eine kompetente Kollegin aus Köln!

men. Ganz einfach. Da kannst du auch nichts falsch machen. Entwickle eine Beziehung zu deinem Penis und zu allem, was du damit machst.

Übung 23: Pinkelspiele

Ebenfalls ganz einfach und mehrmals täglich wiederholbar: Pinkle im Stehen und fass deinen Penis an. Schreibe deinen Namen damit ins Klo, mache Zielübungen, spiele mit deinem Schniedel! So wie die kleinen Jungs das auch machen.

PS: Der moderne Mann macht seine Spuren selbst weg.

Der nächste Schritt nach dem Erkunden und Entdecken ist das sogenannte „erotisieren", also etwas mit erotischer Bedeutung aufladen. Mann kann alles erotisieren: Schuhe, Unterwäsche, Autos, Körperteile ... Hier geht es darum, deinen eigenen Penis zu erotisieren.

Konkret: Fange an mit Selbstbefriedigung, z. B. so:

Übung 24: Selbstbefriedigung

- Mache es dir gemütlich, wo auch immer das für dich ist. Schau, dass du ungestört bist. Vielleicht musst du dir dafür aktiv Raum nehmen, also dafür sorgen, dass z. B. das Schlafzimmer eine halbe Stunde dir gehört.
- Fange an dich zu stimulieren, überall, nicht nur am Penis. Aber auch da!
- Nutze dein Kopfkino: Welche Szene kann dich erregen? Nimm eine Fantasie, in der du aktiv beim Liebesspiel dabei bist und nicht nur zuschaust.
- Gehe mit deiner Aufmerksamkeit hin und her zwischen dem, was du (körperlich) wahrnimmst, dem, was du emotional fühlst, und dem, was du denkst (dein Kopfkino).
- Nutze alles, was dich erregt, körperlich wie emotional, und spiele mit der Erregung. Lasse sie ansteigen und wieder abflauen.
- Wenn du willst, lasse dich zu einem Höhepunkt kommen. Probiere auch mal aus, wie es sich anfühlt, wenn du die Erregung mit in den Alltag nimmst, und höre vor dem Orgasmus auf.

- Mache es dir auf alle möglichen Arten und Weisen. Schau noch mal nach auf Seite 69, bei den Erregungsmodi. Probiere alle durch. Spiele mit dir, deinem Körper und mit deiner Erregung. Mache es mit links, mit rechts, mit Waschlappen, nimm Öl dazu, Gleitmittel oder Creme. Mache es langsam, schnell, zart, fest, kurz, lang. Mache deinen gesamten Körper zur erotischen Nutzfläche, beschränke dich nicht auf deinen Penis! Nicht alles wird dir Spaß machen, logisch. Aber auch das ist eine lernenswerte Lektion!
- Lass Pornos weg. Nutze alle deine Sinne und lasse es nicht nur beim Schauen.

Eine Variante davon ist Übung 32: Selbstliebe statt wichsen.

Nicht falsch verstehen: Ich habe nichts gegen Pornos. „Die Menge macht das Gift", sagt Paracelsus. Wenn es allerdings darum geht, die Sinne zu aktivieren, Sinnlichkeit zu lernen, sensitiv zu werden, dann sind Pornos kontraproduktiv. Das ist wie der Unterschied zwischen einer Mundddusche und einer Schwallbrause in der Sauna. Mann macht ja auch keinen Hörtest mit einem Laubbläser.

Wenn es darum geht, die Sinne zu aktivieren, Sinnlichkeit zu lernen, sensitiv zu werden, sind Pornos kontraproduktiv.

Gleichzeitig mit der körperlichen Beziehung, die du zu deinem Penis aufbaust, kannst du auch die gefühlte Beziehung zu dir selbst, dein Selbst(wert)gefühl entwickeln. Spiele mit den typisch männlichen Qualitäten. Übungen dazu kommen noch z. B. die Fußgängerzone (Übung 27) und das Café (Übung 28). Dabei geht es überhaupt nicht darum, dass du jetzt ein Macho-Arsch wirst, sondern es geht darum, deine Kraft als Mann zu finden.

Gib auch deinem Verstand etwas zu futtern: Am Ende des Buches stehen jede Menge Literaturtipps zum Thema Männlichkeit. Mach dich schlau! Und denke ans körperliche Lernen. Das ist in aller Regel am nötigsten.

Du hast zwar Lust auf Selbstbefriedigung, aber nicht auf Partnersex

Du machst gern Selbstbefriedigung, aber Sex mit deiner Partnerin (deinem Partner) gibt dir nichts? Auch das müssen wir genauer anschauen.

Wenn du dranghaft Selbstbefriedigung machst, also öfter als dir lieb ist, wenn du lieber zu Pornos wichst als mit deiner Partnerin (deinem Partner) Sex zu haben oder wenn du nach dem Partnersex noch mal zum Wichsen aufs Klo gehst, dann springe zum Abschnitt über dranghaften Pornokonsum (Seite 127).

An dieser Stelle geht es um ein Ausmaß an Selbstbefriedigung, das den Sex mit einer Partnerin (einem Partner) nicht ausschließt. Dass Selbstbefriedigung auch in gut funktionierenden Partnerschaften mit lebendiger Erotik vorkommt, hat sich leider immer noch nicht ganz herumgesprochen. Mann (und Frau genauso) verschießt nicht sein Pulver und dann ist das Magazin leer! Quatsch. Da steckt das alte Verständnis von männlicher Lust als „Dampfkochtopf“ dahinter. Eine lustvolle Selbstliebekultur ist für die erotische Paarkultur äußerst hilfreich. Der Paarsex ist nicht gut *trotz* der Selbstbefriedigung, sondern *wegen* ihr. Also: Tut euch Gutes!

*Eine lustvolle Selbstliebekultur ist für die erotische Paarkultur äußerst hilfreich. Der Paarsex ist nicht gut **trotz** der Selbstbefriedigung, sondern **wegen** ihr.*

Jetzt geht es aber nicht um Selbstbefriedigung **und** Partnersexualität, sondern um Selbstbefriedigung **statt** Partnersex.

Wenn man Normalität durch das definiert, was zahlenmäßig am häufigsten vorkommt, wäre das das Normale. Lustlosigkeit im Sinne sexueller Langeweile ist ein Dauerbrenner in sexual- und paartherapeutischen Praxen. Das Begehren, die Lust aufeinander lebendig zu halten, wenn Mann (und Frau) im Hamsterrad des Alltags steckt, ist hohe Schule. Dieses Thema füllt meterweise Bücher in den Regalen mit den Beziehungsratgebern. Ausführlich auf dieses Thema einzugehen, würde den Rahmen dieses Buches sprengen. Deshalb beschränke ich mich auf die Variante, die mir am häufigsten begegnet: Der Sex mit deiner Partnerin (deinem Partner) bringt dir nichts, weil er nicht deinen Vorstellungen von „richtigem“, „gutem“ oder „richtig gutem“ Sex entspricht. In der Praxis höre ich dann Männer, die zu ihrer Partnerin (ihrem Partner) sagen: „Du könntest dir doch mal was Geiles anziehen.“ „Du machst nur mit.“ „Sag mir, was ich dir Gutes tun kann.“

Diese Überzeugungen stammen aus einer sexuellen Lerngeschichte, wie sie für Männer in unserer Kultur typisch ist. Das gehört zu den klassischen Mythen von „der Eine macht es dem*der Anderen“ und Sex = Geschlechtsverkehr. Dazu noch eine gute Portion vom Klischee der Hure: der Wunsch nach einer Frau, die wollüstig ist und zu ihrer Wollust steht, die Sex will und sich nimmt, was sie braucht. Die um ihre Reize weiß und Dessous nicht nur anzieht, sondern trägt. Die sich darin wohlfühlt und die Wirkung gezielt einsetzt. Mit so einer Partnerin ist es einfach schön und schön einfach. Mann fühlt sich nämlich begehrt und gewollt. Super! Und Mann muss überhaupt nichts dafür tun – noch besser. Der McSex-Drive-In! Wie traumhaft. Genauso, wie Mann es sich in den Wichsfantasien seit der Jugend tagtäglich einmassiert hat, gewürzt mit reichlich Pornoerfahrung.

Dagegen die Realität: Mann hat sich eine „ganz Liebe" zur Frau (einen ganz Lieben zum Mann) genommen. Viel mehr Heilige als Hure, eine (einen) für das Herz, nicht für den Schwanz. „Das wird schon noch", hat Mann am Anfang größenwahnsinnig gedacht, „das krieg ich hin!" Die Hoffnung schwindet im Lauf der Zeit immer mehr, Mann findet stattdessen in der Partnersexualität nicht mehr die Stimulation, die Mann braucht, um geil sein zu können. Darauf reagiert der Penis mit Rückzug. Genauso wie die Lust auf Partnerlust. Das geht so weit, dass man die eigene Partnerin (den eigenen Partner) irgendwann nicht mehr riechen kann, dass alles an ihr (ihm) zu nerven anfängt. Selbstbefriedigung wird (bzw. bleibt) somit die spannendere Alternative.

Wir haben in unserer Gesellschaft die Tendenz, den Sex, den ich gerade als typisch männlich beschrieben habe, als das Normale anzusehen. Damit einher geht die Idee, Frauen müssten gleichfalls so funktionieren. Früher nannte man Frauen ohne Lust „frigide". Dieser Begriff, und vor allem die Sichtweise dahinter, ist aus dem Vokabular der Sexualtherapeut*innen gestrichen. In vielen Köpfen ist sie leider noch sehr lebendig.

Mit dem Konzept der Frigidität hat man die Schuld komplett den Frauen zugeschoben.

Dahinter steckt die Überzeugung, die männliche Art der Sexualität setze die Norm – tut sie aber nicht (mehr). Mit dem Konzept der Frigidität hat man das Problem komplett den Frauen zugeschoben. Praktisch für die Männer, aber nicht hilfreich für ein sexuelles Miteinander der Geschlechter. Wie das kommt, ist einfach erklärt:

- Die Lust der Frau wird seit Jahrhunderten unterdrückt und im Zaum gehalten. Wir schleppen leider immer noch schwerwiegende historische Altlasten mit uns rum.
- Die meisten Wissenschaftler im Bereich Medizin, Psychiatrie und Psychologie waren und sind Männer. Erst mit der Frauenbewegung begann eine Frauenforschung zu entstehen. Da ist noch eine Menge dicker Bret-

> ter zu bohren, bevor sich an den Normalitäts-Vorstellungen über Sex grundsätzlich etwas ändern wird.

Frauen lernen Sexualität in unserer Kultur komplett anders. Unsere Sexualkultur lehrt Mädchen und junge Frauen, dass sie verführt werden – sie müssen also verführerisch sein. Sie werden angeschaut, also müssen sie sich schön machen. Dann treffen sie eine Auswahl und stellen sich dem*r Auserwählten zur Verfügung. Mädchen und Frauen lernen weniger selbst anzuschauen, sich eine*n auszusuchen und aktiv zu verführen. Gleichzeitig lernen Mädchen, dass sie aufpassen müssen; Männer wollen ja immer nur das Eine, und da drohen Gefahren: Schwangerschaften, Krankheiten, Gewalt. Sexuelle Neugier und Aktivität ist für die meisten Mädchen zwar nicht (mehr) verboten, aber deshalb noch lange nicht erlaubt, unterstützt oder pädagogisch gerahmt.

Sexuelle Neugier und Aktivität ist für die meisten Mädchen zwar nicht (mehr) verboten, aber deshalb noch lange nicht erlaubt.

Die Erfahrungen mit der ersten Blutung sind auch nicht gerade lustvolle. Das Geschlechtsorgan als einen besonderen Körperteil zu entdecken, all seine Möglichkeiten zu erkunden, setzt Information und Erlaubnis voraus.

Frauen haben einen Teil ihres Lustorgans innen. Dieses Innere zu entdecken und als lustvoll zu erleben ist nicht selbstverständlich, ist nicht „natürlich". Das muss gelernt werden, sonst ist das Organ einfach nur da, aber nicht als Quelle von Lust und Genuss. Leider gibt es für Mädchen in der Regel keine (und für erwachsene Frauen wenig) Gelegenheiten, das zu tun. Selbstbefriedigung ist in Mädchen- und Frauenkreisen immer noch ein Tabu! In den Jungengruppen, mit denen ich arbeiten durfte, war sie ein offenes Geheimnis: Klar tut Mann das. Das kann Mann auch ohne große Scham kommunizieren. Nicht so in den Mädchengruppen.

Damit einher geht, dass ca. 80 % aller Frauen in der westlichen Kultur (das ist der Durchschnitt verschiedenster Studien) durch Geschlechtsverkehr nicht zum Höhepunkt kommen. Na wieso bloß? Liegt das wohl an der „Natur der Frau"? Kompletter Blödsinn! Das liegt vielmehr an den Lernerfahrungen, die gesellschaftlich, und damit auch privat, nicht gemacht werden können.

Die Spaltung in die Heilige und die Hure ist immer noch hochaktuell. Und sie trifft Männer *und* Frauen. Eine Kehrseite davon ist eben, dass es vie-

Die Spaltung in die Heilige und die Hure ist immer noch hochaktuell.

len Männern nicht gelingt, auch mit „Heiligen" ihre Geilheit zu leben, sondern nur mit den „Huren" (ich meine jetzt nicht reale Prostituierte!).

Damit zurück zu den Männern, zurück zu dir. Was ist deine Richtung?

Wenn du der festen Überzeugung bist, die Lustlosigkeit gegenüber deiner Partnerin (deinem Partner) hat nichts mit dir zu tun, sondern einzig und allein mit ihr (ihm), dann lies auf Seite 116 weiter: keine Lust auf die Partnerin (den Partner). Die Themen sind eng miteinander verwandt. Hier steht die Qualität eurer Erotik im Vordergrund, dort mehr dein Blick auf deine Partnerin (deinen Partner). Wenn du wissen willst, was du aktiv tun kannst, lies hier weiter.

Als Erstes ist die Überzeugung „So geht guter Sex" in Frage zu stellen. Der Satz geht im Grunde nämlich so weiter: „So geht guter Sex für alle." Das stimmt so nicht! Es gibt kein Naturgesetz für lustvolle Sexualität. Die Alternative ist eine Haltung von „So geht guter Sex *für mich*." Dann schließt sich nämlich gleich die nächste Frage an deine Partnerin (deinen Partner) an: „Was ist guter Sex für dich?"

Als Erstes ist die Überzeugung „So geht guter Sex" in Frage zu stellen.

Jetzt wird es spannend. Die typische Heilige sagt: „Ich weiß es eigentlich gar nicht." Das ist eine ehrliche Antwort, die ihr als Startpunkt nehmen könnt. Jetzt seid ihr wieder im Gespräch. Du bist zwar noch nicht raus aus der Lustlosigkeit, aber raus aus dem Bereich der Störungen und Krankheiten.

Du stehst im Grunde zwei Herausforderungen gegenüber:

1. Wie kannst du deine erotische Speisekarte so erweitern, dass deine Partnerin (dein Partner) wieder drauf steht? Und zwar so, wie sie (er) ist!
2. Wie kannst du deine Frau (deinen Mann) dazu verführen, dass du auf Ihrer (seiner) Karte stehst? Und zwar so wie du bist!

Möglicherweise gibt es eine dritte Herausforderung, nämlich dann, wenn deine Partnerin (dein Partner) gar keine eigene Speisekarte hat. Wie kannst du sie (ihn) dazu verführen, dass sie (er) den Mut findet, sich überhaupt eine eigene Karte zu machen?

Dieses Thema spielt sich hauptsächlich auf der Achse emotional–genital unseres Entwicklungskompasses ab, betrifft aber natürlich auch alle anderen. Die klassisch-männliche Lerngeschichte führt zu einer eher genitalen Sexualität. Sie ist zwar lustbetont, vermeidet aber das Risiko, emotionale Seiten von sich zu zeigen, mit denen Mann sich verletzlich macht. Die klassisch-weibliche Lerngeschichte betont mehr das Emotionale. Gefühle der Verbundenheit und Gemeinsamkeit stehen im Vordergrund. Ist halt leider nicht „genital", nicht geil. Von den Klischees her trifft Hollywood auf Porno. Wieso ist *Fifty Shades of Grey* so ein Erfolg geworden? Weil die Welten sich hier treffen: Pornywood.

Die klassisch-männliche Lerngeschichte führt zu einer eher genitalen Sexualität. Sie ist zwar lustbetont, vermeidet aber emotionale Seiten, mit denen Mann sich verletzlich macht. Die klassisch-weibliche Lerngeschichte betont mehr das Emotionale.

Du bist der, der genital begehrt, deine Frau ist die, die emotional begehrt. Deine Richtung ist also, deine Emotionalität mit in die Erotik zu bringen. Ja, das kann schwierig sein. Genauso schwierig ist es vielleicht für deine Frau (deinen Mann), Geilheit in die Emotionen zu bringen. Von einfach war nie die Rede, Mann!

Die gute Nachricht: Wenn du die Hure begehrst und die Heilige liebst, hast du schon mal beide Seiten in dir. Glückwunsch, das ist einfacher, als eine Seite komplett neu zu entwickeln. Das ist deine Stärke, auf der du aufbauen kannst: Du weißt, was dich erregt. Wenn die Bedingungen stimmen, ist deine Erektion da. Du kannst Orgasmen haben – du hast einfach Spaß am Geil-Sein. Das ist keine Selbstverständlichkeit! Auch wenn es dir noch so normal vorkommt.

Kommen wir zu deinem Verführungsprojekt. Was ganz sicher nicht bei deiner Partnerin (deinem Partner) funktioniert:

- Druck machen, mit Trennung drohen, Ultimaten stellen.
- Pornos gucken nach dem Motto: Schau, so einfach ist das.
- Swingerclubs besuchen: Schau, so geht das.
- Beschimpfen und Abwerten.
- Mit Normalität argumentieren.
- Mit der männlichen Natur argumentieren.

Das alles *nicht* zu tun, ist schon mal eine gute Strategie. Aber was stattdessen?

Du hast drei Ansatzpunkte: dich, deine Partnerin (dein Partner) und eure Beziehung. Wichtigster Erfolgsfaktor ist die grundsätzliche Haltung, das Problem als gemeinsames Projekt zu sehen, in dem ihr euch beide entwickeln wollt. Wenn es nur darum geht, die Partnerin (den Partner) in deine Richtung zu bewegen, bekommt sie (er)

Wenn ihr ein gemeinsames Projekt startet, könnt ihr zusammen Neues entdecken.

den schwarzen Peter (die schwarze Petra) mit allen Schuld- und Schamgefühlen im Gepäck. Wenn ihr ein gemeinsames Projekt startet, könnt ihr zusammen Neues entdecken. Dann betrittst auch du Neuland.

Entwickle deine Erotik und erweitere deine Möglichkeiten, dich geil zu machen. Was an deiner Partnerin (deinem Partner) kannst du erotisieren, also für dich als sexuell erregend erleben und damit nutzbar machen? Wie kannst du dich an ihr „ergötzen"? Übung 25 im nächsten Abschnitt dieses Kapitels ist dafür hilfreich.

Wenn dir das schwer fällt, bekommst du einen Eindruck davon, wie schwer es möglicherweise auch für deine Partnerin (deinen Partner) ist, sich in Richtung Geil-Sein zu entwickeln. Geh mit gutem Beispiel voran: nicht nur im Bemühen um ein Miteinander und in der Betrachtung des Themas als ein gemeinsames Anliegen, sondern auch ganz konkret im Liebesspiel. Sorge selbst dafür, dass es dir beim Sex mit deiner Partnerin gut geht und zeige das aktiv durch Körpersprache, mache Töne, bewege dich … „schmatze beim Essen"!

Sucht euch gute Informationen und macht euch schlau. In der Literaturliste im Anhang gibt es einige Bücher, die gute Sexualbildung für Erwachsene liefern. Wenn ihr gemeinsam nicht weiterkommt, lasst euch dabei helfen. Besucht Seminare oder geht zu einem Sexualtherapeuten (einer Sexualtherapeutin). Das Projekt ist kein einfaches und ihr seid ganz bestimmt nicht die einzigen damit! Wäre es leicht, Menschen sexuell selbstbewusst zu machen, gäbe es nicht so viele Therapeut*innen.

Du hast keine Lust mehr auf deine Partnerin (deinen Partner)

Das Thema ähnelt dem vorigen sehr. Du hast schon Lust auf Sex, aber eben nicht mit deiner Partnerin (deinem Partner), weil sie (er) dir nicht mehr gefällt. Der Schwerpunkt hier liegt mehr auf der äußeren Erscheinung des anderen. In der Praxis klingt das z. B. so: „Meine Frau hat seit den Kindern so zugenommen, sie macht mich nicht mehr an." „Ich stehe einfach nicht mehr auf ihn." „Sie (er) läuft nur noch in Arbeits-(Garten-, Sport-, Stall-, Haushalts-, Feierabend-)Klamotten rum."

*Jede*r hat ein Recht darauf, zu erfahren, wenn er*sie gerade nicht so appetitlich ist.*

Der einfachste Fall ist noch der Bereich Körperpflege. Da ich das oft in der Praxis höre, soll es nicht unerwähnt bleiben. Wenn deine Partnerin (dein Partner) Mundgeruch hat, nach

Achselschweiß, ungewaschen, nach zu viel Deo oder Parfum riecht, viel zu kratzig ist oder was auch immer, dann hilft nur eines: Sag es ihr (ihm). Jede*r hat ein Recht darauf, zu erfahren, wenn er*sie gerade nicht so appetitlich ist. Sonst kann er*sie es auch nicht ändern.

Wie sagt man so etwas, ohne zu verletzen? Gar nicht! Natürlich verletzt das – aber es dient dem Wohle der Beziehung. Der Ton macht die Musik! Also sage nicht: „Du stinkst aus dem Maul!“ sondern: „Ich würde dich echt gern küssen, aber du hast heute (wieder) ziemlich argen Mundgeruch.“ Die Änderung des Übels sollte sich lohnen!

Komplizierter wird es z. B. bei nicht passenden Kuss-Techniken. Auch da braucht es Offenheit. Eine Klientin hat ihrem Partner mal einen Kuss-Workshop geschenkt! Schöne Idee.

Aber kommen wir zum Klassiker: Deine Partnerin (dein Partner) ist nicht mehr attraktiv für dich.

Dieses Thema spielt sich am häufigsten auf der Achse aktiv–reaktiv ab. Die meisten Männer mit diesem Thema sind ziemlich reaktiv, was ihr Begehren angeht. Dazu gehört die Einstellung: Mach du mir meine Lust. Sorge du dafür, dass ich auf dich scharf sein kann. Sehr bequem, aber nicht gerade sehr verantwortungsvoll, meine Herren. Mann zahlt einen hohen Preis für diese Überzeugung: die sexuelle Abhängigkeit im Sinne von „Ich habe keine Macht über mein Begehren! Wenn du nicht für meine Geilheit sorgst, kann ich dich nicht begehren.“

Schönheit liegt im Auge des Betrachters – Geilheit auch.

„Schönheit liegt im Auge des Betrachters“, heißt es im Volksmund. Ich ergänze: Geilheit auch. Lies noch mal auf Seite 85 über die An- und Abturner nach. Wenn es so sein sollte, dass nur Model-Maße in Kombination mit Dessous und High Heels dich anmachen, dann bekommst du auf Dauer ein Problem, wenn du eine ganz „normale“ Frau an deiner Seite hast, die nicht rund um die Uhr gestylt ist und sich (natürlich nur für dich) aufhübscht und auch noch ungeschminkt zum Schlafen geht.

Deine Richtung ist: Erweitere deine Anturner. Du hast doch jede Menge Stärken: Du hast Spaß am Sex. Wenn die Erregung da ist, ist auch die Erektion da, Orgasmen sind möglich. Das ist doch eine ganze Menge. Was kannst du noch an deiner Partnerin (deinem Partner) erotisch finden? Woran kannst du dich ergötzen? Dich laben? Frönen? Klingt nicht nur besser, ist auch was anderes als sich Aufgeilen. Was kannst *du* tun, um in Stimmung (und mehr) zu kommen?

Übung 25: Sich ergötzen, frönen und laben[6)]

Nimm etwas Ess- oder Trinkbares, was für dich lecker ist. Ich nehme als Beispiel ein Stück Schokolade, aber jedes Genussmittel erfüllt den Zweck für diese Übung.

Lege ein Stück Schokolade vor dich hin, nimm es, stecke es in den Mund, kaue kurz und schlucke es runter. Spüre nach: Wie war es? Welche Wahrnehmungen hast du gemacht?

Zweite Runde (ich hoffe, du hast noch etwas übriggelassen!)

- Lege das Stück Schokolade vor dich hin.
- Rieche daran, atme aus und ziehe dir den Geruch der Schokolade im wahrsten Sinne des Wortes voll rein.
- Wiederhole mit geschlossenen Augen.
- Öffne die Augen und kneife sie etwas zusammen mit einer Haltung von: Gleich nehme ich dich, du süßes Stück!
- Mach den Blick weich und sage: Hmmm, ich liebe dich! Ja, rede mit der Schokolade. Ich übernehme die Verantwortung.
- Schokolade macht leider keine Töne. Wenn du *You sexy thing* von Hot Chocolate in deiner Playlist hast, lass es laufen. Das ist die ideale Musik für diese Übung.
- Dann berühre die Schokolade. Fühle die Oberseite. Vielleicht steht was drauf. Die Unterseite: Wie aufregend glatt und zart die doch ist. Die Kanten, so scharf, die Ecken, so weich, diese Anmut, diese Perfektion.
- Leg dir das Stück auf die Zunge, lass es dort etwas warm und weich werden, bis die Schokolade im Mund ihr volles Aroma entfaltet,
- presse es zart an deinen Gaumen, fühle mit den Zähnen den Widerstand und dann, ja, erst dann, dringst du mit deinen Zähnen in den zarten Schmelz ein und nimmst die Schokolade.
- Bringe sie zum Schmelzen, mach sie zu deinem, mache sie zu einem Teil von dir, verschmelze mit ihr und schlucke sie laaangsam runter.

Labe dich an deiner Partnerin (deinem Partner), ergötze dich an ihr (ihm)!

6) Ergötzen: an etwas Freude haben. Laben: sich an etwas gütlich tun. Frönen: sich einer Sache hingeben, ergeben. Duden.

- Auf deiner Zunge, in deinem leeren Mund sind noch Spuren, die dich an diese Köstlichkeit erinnern. Spüre nach …
- Aber du weißt, alles hat ein Ende.

Und dann, übertrage das auf das Liebesspiel mit deiner Partnerin (deinem Partner). Fange an mit Dir-Appetit-Machen. Labe dich an deiner Partnerin (deinem Partner), ergötze dich an ihr (ihm)!

Übung 26: Sich selbst „an"machen

Diese Übung muss deine Partnerin (dein Partner) überhaupt nicht mitbekommen, du machst es nur für dich. Schau sie (ihn) z. B. auf die Entfernung an und richte deine Aufmerksamkeit auf das, was du an ihr (ihm) erregend findest wie Haare, Hände, Hintern …

Hole dir einen erotischen Appetizer, wenn „es gar nicht passt", z. B.: Sie (er) ist in der Küche am Schnippeln und du drückst dich mal von hinten an sie (ihn) ran. Nein, nicht gleich eine Hand zwischen die Beine und die andere an die Nippel! Ich rede von einem Appetizer, nicht von Nötigung! Nach dem Motto: Sex am Abend beginnt morgens beim Frühstück! (Durch Gesten, Blicke, Berührungen. Essen muss ja auch erst zubereitet werden …)

Sex am Abend beginnt morgens beim Frühstück!

Wenn ihr dann beim Liebesspiel seid, „ergötze" dich an ihr (ihm). Zeig ihr (ihm) durch Töne, Gesten, Bewegungen wie sehr ihr (sein) Körper dich anmacht. Folge deiner Lust.

Ich will aber auch nicht alles schönreden und so tun, als wäre jedes Problem lösbar. Es kommt vor, dass sich Partner über die Zeit auseinanderentwickeln. Es kann sein, dass es nicht mehr passt, weil Lebensziele nicht mehr übereinstimmen, weil sich Vorstellungen über Beziehungen, Erotik, Zeitgestaltung usw. zu sehr unterscheiden. Mann kann sich „nicht mehr riechen." Das bildet sich auch in der Lust aufeinander ab und manchmal wird eine Trennung unumgänglich. Auch in diesem Fall lohnt es sich, das als gemeinsames Thema zu betrachten und gemeinsam die Beziehung aufzulösen. Wenn es keinen Sündenbock (Sündenziege) gibt, fällt eine Trennung deutlich leichter oder besser gesagt: etwas weniger schwer. Und ja, es ist schon verrückt, gemeinsam das Ende einer Beziehung zu betrauern. Aber hat eine Beziehung das nicht auch verdient?

Du hast Lust auf Zärtlichkeit und Nähe, aber nicht auf sexuelle Erregung

Hier geht es um das Phänomen: Kuscheln ja, Sex nein. Das betrifft hauptsächlich die Achsen genital–emotional und Verschmelzung–Abgrenzung.

Männer mit diesem Thema kommen nicht aus eigenem Antrieb in die Praxis, sie leiden nicht. Die Liebespartner*innen leiden. Von ihnen höre ich (in Varianten): „Mir fehlt die Leidenschaft.", „Ich will genommen werden.", „Als hätte ich ein Baby an der Brust."

Wenn du dich da wiederfindest, dann hast du vermutlich gelernt, dass es bei körperlicher Nähe vor allem um emotionales Verschmelzen geht, um Eins-Werden mit der Partnerin (dem Partner). Das ist deine Stärke. Zwischen euch sind in diesem Moment keine Unterschiede zu spüren, es ist nur harmonisch und schön! Das ist toll! Ihr fühlt euch verbunden, zusammengehörig, vereint im wahrsten Sinne des Wortes. Du kannst körperliche Nähe genießen und wenn die Emotion intensiv genug ist, kannst du das wahrscheinlich auch zur sexuellen Erregung nutzen. Mit Erektion und Orgasmus und ganz viel küssen. Aber eigentlich ist das schon zu viel Aufwand, das Nahe-Sein reicht völlig aus.

Kuscheln ja, Sex nein

Auf Dauer, in langjährigen Beziehungen, als einzige Liebespraktik wird das nicht nur langweilig, sondern es kann richtig nerven. Es fehlt der Gegenpol, der Ausgleich dazu, der diese Verbundenheit immer wieder mal auflöst. Damit ist deine Richtung auch schon beschrieben: Es geht darum, auch beim Liebesspiel, beim Sich-Vereinen die Zweiheit bestehen zu lassen. Das Gefühl, um das es geht, ist: Ich tue *mir* was Gutes. Ich nehme mir was Gutes – und zwar dich. Ich **WILL** dich. Mit Haut und Haar, nicht nur dein Herz. Ich will in dich **REIN**.

Was dem entgegensteht, ist (oft) die Überzeugung, dass dieses männliche Begehren verletzend sei, es beschädige die Partnerin (den Partner), es sei rücksichtsloser Egoismus oder (bzw. und) unerwünscht. Diese Männer sind mehr Verschmelzer als Macho, bevorzugen den ondulierenden Modus, sind sehr einfühlsam und aufmerksam für die Bedürfnisse ihrer Partnerin (ihres Partners). Logischerweise kommt Selbstbefriedigung eher selten vor, weil dabei niemand zum Verschmelzen da ist.

Die andere Seite der Medaille: Diese Männer sind auch oft sehr selbstlos, im wahrsten Sinne des Wortes ohne Selbst. Und auf Dauer mit jemandem Sex zu haben, der kein Selbst hat, ist wie in Watte zu greifen. Es gibt kein Gegenüber. Es gibt nur „wir“ und „uns“, es gibt kein „du“ auf das sich ein „Ich“ beziehen könnte.

Der Weg für dich aus dieser Sackgasse ist, auch egoistisch sein zu können. Das heißt nicht rücksichtslos, unaufmerksam, plump. Ganz im Gegenteil! Dein Einfühlungsvermögen ist deine Stärke, also nutze es – aber für dich selbst. Fühl mal mehr in dich als in deine Partnerin (deinen Partner). Spür nach, was du willst. Denke nicht: Was könnte deine Partnerin (dein Partner) wohl gerade wollen? Im Spanischen wird für wollen und lieben nur ein Wort benutz: querer. Bei uns gibt es dafür begehren, wollen, lieben, liebhaben, mögen, gernhaben …

*Gib deiner Partnerin (deinem Partner) das Gefühl, **gewollt** zu sein. Im Gegensatz zu **gebraucht**.*

Das Gefühl, begehrt und gewollt zu sein, die Lust und Geilheit des anderen auf sich selbst zu spüren, sich hingeben zu können mit der Sicherheit, aufgefangen, genommen und gehalten zu werden, das Objekt der Begierde zu sein, ist eines der besten Aphrodisiaka, die es gibt. Gib deiner Partnerin (deinem Partner) das Gefühl, *gewollt* zu sein. Im Gegensatz zu *gebraucht*. Wenn du sie (ihn) begehrst, weil du dich sonst leer und ungeliebt fühlst, wird sie (er) anfangen, sich benutzt zu fühlen oder den Kontakt als leer zu erleben.

Wie kommst du dahin? Experimentiere in nicht-sexuellen Situationen. Lerne „Nein, das will ich nicht. Ich will …“ zu denken und dann auch auszusprechen. Das psychologische Thema hierbei ist sich abzugrenzen, eigensinnig zu werden. Dazu braucht es ein Gespür, ein körperliches Wissen von dem, was du willst. Fange an, deinen ganz eigenen Weg zu gehen, z.B. mit dieser Übung:

Übung 27: Fußgängerzone

- Vorübung: Stelle dich hin und verteile dein Gewicht gleichmäßig zwischen vorne/hinten und rechts/links.
- Mache dich dazu lang, also richte dich auf. Bring dein Schambein etwas nach oben, ebenso das Brustbein. Mit dynamischer Kraft, nicht mit Hochspannung. Bleib locker!
- Stell dir vor, du hast zwei Colts rechts und links an der Hüfte hängen, deren Gewicht du beim Laufen nach vorne bringen musst. Jaja, spiel erst mal den Cowboy.

- Lasse den Oberkörper locker mitschwingen. Achte auf deine Schultern: Geht die Schulter mit dem Fuß gleichzeitig nach vorne, dann bist du im Passgang. So gehen Cowboys zum Duell. Brauchen wir hier nicht. Wir wollen es dynamisch: Wenn du zwar aufgerichtet, aber locker bist, bleibst du im gut aufgerichteten Kreuzgang: Der rechte Fuß geht nach vorne zusammen mit der linken Schulter (und umgekehrt).
- Vergiss die Colts wieder und behalte die Bewegung der Hüfte bei. Stelle dir dich als König vor. Erhobenen Hauptes gehst du kraftvoll und stolz durch dein Volk. Das ist der Obama-Gang: locker aus der Hüfte.

Stelle dir dich als König vor!

- Wenn du diesen Gang einigermaßen machen kannst, gehe in eine Fußgängerzone.
- Suche dir einen Punkt auf Augenhöhe, ca. 50 m entfernt. Visiere ihn an und laufe darauf zu. Ohne den entgegenkommenden Passanten auszuweichen. Egal ob Mann oder Frau (es sei denn, es ist eine Gruppe Männer in grünen Bomberjacken, die irgendwelche Fahnen schwingen). Bevor es zur Kollision kommt, bleib stehen. Warte, was passiert und entscheide spontan, wie ihr aneinander vorbei kommt.
- Fange nicht gerade samstagmittags damit an, wenn es brechend voll ist. Starte bei mittlerer Füllung der Einkaufsmeile und steigere die Herausforderung.
- Beobachte die Wirkung auf dich und andere.
- Mache dasselbe mit deinem alten Gang und vergleiche.

Wenn du schon mal in der Fußgängerzone bist, hänge die nächste Übung gleich dran.

Übung 28: Männer beobachten

Setze dich in ein Café – im Winter ans Fenster, im Sommer nach draußen – und bestelle dir was Leckeres.

- 1. Teil: Beobachte die Männer, die an dir vorbeigehen. Schau, wie sie laufen. Achte auf folgendes:
  - Wie halten sie ihr Becken: nach vorne gekippt? Nach hinten?
  - Bewegt sich ihre Hüfte beim Gehen oder nur die Beine?

- Wie ist ihre Fuß-Kopf-Körperachse? Nach vorne geneigt, nach hinten, im Lot?
- Wie steht der Oberkörper über der Beine-Becken-Basis?
- Versuche zu beschreiben, **wie** sie sich bewegen.

- 2. Teil: Schaue Männer an, lasse sie auf dich wirken und beobachte dich selbst. Wie wirken sie auf dich? Zerstreuter Professor, zielstrebiger Businesstyp, schlurfender Teenie, Angeber, Frauentyp, Macho, Softie … Lass einfach Bilder in dir entstehen. Es sind deine Bilder.
  - Im nächsten Schritt versuche zu entdecken, welcher subjektive Eindruck bei dir mit welchen objektiven Beobachtungen einhergeht. Wie bewegt sich z. B. der Typ eiliger Geschäftsmann?

Welchen Eindruck, glaubst du, würdest du bei einem Beobachter hinterlassen? Welchen Eindruck würdest du gern machen?

- 3. Teil: Beobachte auch mal in Schaufenstern, wie du selbst läufst. Welchen Eindruck, glaubst du, würdest du bei einem Beobachter hinterlassen? Welchen Eindruck würdest du gern machen?

Im Sex kannst du dich entwickeln, indem du deine Nehmer-Qualitäten ausbildest.

Übung 29: Der Seestern[7)]

Wenn du in einer Beziehung bist, macht doch mal „einseitigen“ Sex.

- Wünsche dir von deiner Partnerin (deinem Partner) eine Runde Seestern. Du legst dich hin und lässt dich verwöhnen.
- Macht vorher aus, ob auch sexuelle Erregung dabei sein kann oder nicht, ob ihr bis zu einem Orgasmus gehen wollt oder nicht.
- Lass es dir gut gehen dabei. Genieße es, so gut du kannst. Das ist für einen echten Geber gar nicht so einfach.
- Ihr macht keine Rückrunde! Es bleibt einseitig. Übe dich darin, dein schlechtes Gewissen auszuhalten, es nicht direkt in gleicher Münze zurückzuzahlen.

---

7) Diesen wunderschönen Begriff konnte ich von meinen französischen Kolleg*innen lernen. „Faire l'étoile de mer“ heißt auf Deutsch „den Seestern machen“: sich hinlegen und alle Viere von sich strecken.

Probiere bei der Selbstbefriedigung einmal Folgendes aus:

Übung 30: Eindringen

Bewege nicht deine Hand am Penis, sondern bewege deinen Penis in der Hand.

- Mach mit der Faust (oder mit beiden) eine Röhre, nimm Öl dazu (nein, kein Motoröl: Speise- oder Babyöl. Meine Empfehlung ist Kokosöl, das ist bei Raumtemperatur noch fest).
- Dringe mit deinem Penis in deine Hand ein. Spiele mit verschiedenen Qualitäten,
- Millimeter für Millimeter. Fühle jeden einzelnen Finger – mit der Eichel, nicht mit der Hand.
- Stoße in die Hand, kraftvoll, ohne zu Rammeln, das Gefühl ist mit dabei, aber eben auch die Kraft.
- Nutze dazu den wellenförmigen Erregungsmodus. Also schaukle mit dem Becken – nicht mit dem Hintern pressen.
- Nutze deine Körperspannung dynamisch. Also gehe in die Kraft und aktiviere deine Muskeln. Versuche dabei nicht zu erstarren, sondern werde auch wieder weich. Wechsle zwischen diesen Qualitäten.
- Lass den Atem fließen, öffne deinen Mund.
- Benutze dazu Fantasien, in denen es auch um Eindringen und Verkehr geht, in denen du der Aktive bist und deine Partnerin (deinen Partner) nimmst.

Eine wichtige Vorwarnung: Wenn du mit dieser Übung beginnst, kann es sein, dass dir die Erektion verloren geht. Das hat überhaupt nichts mit einer Erektionsstörung zu tun, sondern ist ganz logisch: Es ist einfach noch nicht geil für dich. Dann nimm deine bevorzugte Praktik samt deiner Lieblingsfantasie und mach dich wieder geil. Wenn du gut erregt bist, mach weiter mit der Übung. Auch beim Liebesspiel zu zweit kann es vorkommen, dass ein Penis zwischendrin mal schlaff wird. Keine Panik, die Erektion kommt schon wieder, wenn es geil ist!

Habe den Mut, dich auch mit deiner Kraft zuzumuten.

Baue diese Übung in deine Partnersexualität ein. Bleibe mit der Wahrnehmung in erster Linie bei dir und folge deiner Lust. Habe den Mut, dich auch mit deiner Kraft zuzumuten. Wenn du sie (ihn) nicht mehr vor deiner Männlichkeit schonst, so ist das auch ein Ausdruck davon, dass du sie als Partnerin (ihn als Partner) ernst nimmst.

Penisprojekt 2: Du hast mehr Lust, als dir lieb ist (dranghafte Sexualität)

Dieses Thema wird in den Medien oft als Sexsucht bezeichnet. Der Begriff wird der Sache aber nicht gerecht. In den USA z. B. wurde der Versuch, eine solche Diagnose in den Katalog der psychischen Störungen aufzunehmen, mit der Begründung abgelehnt, man fände keine genauen Kriterien, um die Vielfalt der Phänomene in eine sinnvolle Ordnung zu bringen.

Sexsucht?

Wenn es schon schwierig für Fachleute ist, da irgendwie Klarheit reinzubringen, wie schwierig ist es dann für einen „Normalo" zu wissen, was normal ist? In der Praxis sieht das eine Ende des Spektrums so aus: Junge Männer, vorwiegend zwischen 17 und 30, meistens Singles, die mehrmals die Woche bis hin zu täglich zu Pornos onanieren. Das dauert dann so 5–20 Minuten und danach gehen sie ihrem Alltag nach. Die Männer kommen, weil sie Angst haben, sexsüchtig zu sein. Ich erspare uns hier die Diskussion, ob das Sexsucht ist oder nicht. Das Wichtige ist der Leidensdruck, den die Männer beschreiben. Das Gefühl, keine Kontrolle zu haben, oder auch die Angst, an einer Sucht zu leiden, ohne es zu wissen.

Das andere Ende des Spektrums erlebe ich ebenfalls in der Praxis (leider immer häufiger): stunden- bis tagelange Wichsrituale, oft in Kombination mit Alkohol und Drogen; Probleme auf der Arbeit, weil die erwartete Leistung nicht mehr gebracht wird; finanzielle Probleme, weil mehrfache Prostituiertenbesuche pro Woche ziemlich ins Geld gehen und sich nicht dauerhaft verheimlichen lassen; Probleme in der Beziehung, weil die Partnerin (der Partner) den Fetisch nicht mehr mitmacht, weil sie (er) merkt, dass es um den Fetisch geht, nicht um sie (ihn).

Wenn du dich in diesem Teil des Spektrum wiederfindest, dann habe ich einen klaren Rat für dich: Hole dir Hilfe, allein kommst du da wahrscheinlich nicht raus. Nimm Kontakt mit einer SLAA-Gruppe auf, das sind Selbsthilfegruppen für „Anonyme Sex- und Liebessüchtige". Schau dir die Gruppe an und lass dir Therapeut*innen nen-

Vergiss „Das schaff ich schon", „ich komme schon selbst klar", „bisher habe ich noch alles geschafft" usw.

nen, die Ahnung von der Problematik haben. Ob du dich einer Gruppe anschließt, kannst du immer noch entscheiden, aber diese Gruppen kennen die regionalen Hilfsangebote am besten.

Vergiss es mit „Das schaff ich schon", „ich komme schon selbst klar", „bisher habe ich noch alles geschafft" usw. Diese Überzeugungen sind Teil des Kreislaufs, der zu ständigen Wiederholungen führt.

Ich stelle auch hier die Frage: **Wie** macht Mann das? Wie macht Mann süchtig Sex?

Das ist relativ simpel. Eine weit verbreitete Möglichkeit ist die folgende (es gibt aber auch viele andere): Mann nehme einen Frust, den Mann sich nicht eingestehen will, den Mann selbst also gar nicht so genau spürt, geschweige denn benennen kann. Zum Beispiel:

- Einsamkeit, weil es niemanden gibt, der sich ernsthaft für einen interessiert;
- Traurigkeit darüber, dass Mann keine Anerkennung bekommt;
- Scham darüber, dass Mann etwas nicht kann oder etwas nicht ist;
- Wut oder Missgunst, weil jemand anderes besser war oder ist;
- Verzweiflung, weil Mann sich hilflos fühlt.

Es gibt also irgendwie Frust oder Stress, je nach Alter und Lebensphase, in der Mann sich gerade befindet. Wenn Mann dann noch eine typisch männliche Lerngeschichte durchlaufen hat, dann hat er die Überzeugung, dass Mann über Probleme nicht spricht, sondern sie mit sich selbst ausmacht, dass Mann sich keine Hilfe holt, weil das ein Zeichen von Schwäche wäre, dass Mann sich nicht trösten lässt, weil da Schwäche zu spüren wäre. Das schafft eine Menge Druck auf einen normalen, eigentlich sensiblen Mann. Dieser Druck muss irgendwo hin. Wie wäre es mit einem Orgasmus? Entspannt körperlich, pustet jede Menge Hormone durch den Körper, macht erst mal wieder lustvolle, gute Gefühle und den Kopf frei – super! Verfügbar und hochwirksam, das hat alle Qualitäten, die eine gute Überlebensstrategie braucht. Denn darum geht es eigentlich: ums Überleben. Innerlich und „organismisch" betrachtet, steht der Mann vor einem Säbelzahntiger und kämpft ums Überleben. Das Problem durch Selbst-Befriedung, äh, Selbstbefriedigung zu lösen, ist hochkreativ und kompetent. Also Hut ab vor dieser Leistung!

Innerlich steht der Mann vor einem Säbelzahntiger und kämpft ums Überleben.

Und durch die Sexologenbrille betrachtet ebenfalls Hut ab vor den Stärken, die dieser Mann hat. Das sogenannte Funktionieren ist nämlich voll da: Er hat Lust auf Sex (O.K., zum Frustabbau und zur Selbstberuhigung, aber wo steht, dass Mann das nicht darf?), er weiß sich zu erregen, die Erektion ist da, er hat Orgasmen. Viele der anderen Probleme, die hier beschrieben sind, kennt er überhaupt nicht.

Außerdem gibt es noch eine Stärke, ich habe sie schon benannt. Hast du es überlesen oder bemerkt? „Eigentlich sensibel" hatte ich geschrieben, und das meine ich auch so. Wäre er das nicht, gäbe es keinen Leidensdruck. Dann gäbe es kein unangenehmes Gefühl, das nicht wahrgenommen werden soll und vor dem Mann sich durch sexuelle Erregung zu schützen versucht.

Trotz aller Vorteile: Alles hat seinen Preis, so nun mal auch diese Lösung. Der Mann ist ja nicht doof, er weiß, dass er sich von der Welt und von sich selbst entfremdet. Er fühlt Scham, dass er seine Probleme nicht anders wegbekommt als durch „Sexkram", was seine ganz eigene Selbstabwertung bestätigt, dass er nur ein übler Wichser ist, im wahrsten Sinne des Wortes. Das macht Druck, der muss wohin. Wie war noch gleich die Strategie? Ach ja, so Sexkram. Damit schließt sich der Kreis: Was mal als Überlebensstrategie begann, wird zum Stressfaktor, die Lösung wird zum Problem und es geht abwärts.

Der ursprüngliche Frust, mit dem alles begann, ist aber kein sexueller, kein genitaler. Die Wurzeln dieses Frusts reichen meistens bis in die Kindheit. Das eigentliche Bedürfnis ist ein emotionales: nach Gesehen- und Respektiert-Werden, Anerkannt-Sein, Sich-geliebt-Fühlen. Dieses emotionale Loch soll durch genitale Erregung gestopft werden – keine Chance. Das wird auf Dauer nicht gutgehen.

Ich will auf zwei typische Kreisläufe näher eingehen.

1. dranghafter Pornokonsum
2. dranghaftes Fremdgehen

Dranghafter Pornokonsum

Es gibt viele Motivationen, die zu dranghaftem Pornokonsum führen. In der Praxis erlebe ich zwei typische Arten und diese in unzähligen Varianten.

Der eine typische Pornogucker ist jünger als 25, Single, seine Erfahrung mit realen Frauen (Männern) ist relativ gering bis nicht vorhanden. In Sachen Erotik ist er komplett ungebildet und verwahrlost. Ungebildet heißt nicht doof, sondern schlecht informiert. Wenn Informationen über Sexualität und Erotik ausschließlich aus Pornos kommen, gibt es ein Problem mit realem Sex – und realen Liebespartner*innen.

*Wenn Informationen über Sexualität und Erotik ausschließlich aus Pornos kommen, gibt es ein Problem mit realem Sex – und realen Liebespartner*innen.*

Was gibt es zu lernen aus Pornos? Wie Pornosex geht. Wie geht Pornosex? Frauen und Männer wollen immer, sind ständig geil. Sie wollen auch immer möglichst viele Stellungen durchturnen und natürlich Praktiken vollziehen, die gut zu filmen sind. Ein Porno mit einem Paar, das unter der Decke liegt und in allerhöchster Ekstase schwelgt, verkauft sich einfach nicht. Der Zuschauer muss was sehen. Daraus bestehen dann die Bilder – die Bildung – über Sexualität, die sich der junge Mann zukommen lässt.

Erschwerend hinzu kommt die typische Porno-Wichs-Praktik: archaischer und/oder mechanischer Modus, der Fokus der Aufmerksamkeit liegt nicht bei den körperlichen Empfindungen, sondern bei den Bildern – den Pornobildern im Außen wie bei den pornösen Überzeugungen im Inneren. Logischerweise braucht es zur Erregungssteigerung nach einer Zeit der Gewöhnung einen stärkeren Reiz: noch krassere Drehbücher, noch ausgefallenere Inszenierungen. Aber irgendwann hat Mann halt alles gesehen …

Mit dieser Art der Erregungsgestaltung und diesen Bildern im Kopf auf eine ganz normale Frau zu treffen, kann – erotisch gesehen – nicht gut gehen. Prostituiertenbesuche mit klarem Ablauf wären noch möglich, aber ein Liebesspiel, in dem sich zwei Menschen begegnen, wird schwer. Problematisch wird es auf den Achsen genital–emotional und aktiv–reaktiv. Bei diesem Sex geht es nur um die sexuelle Erregung, der*die andere als Mensch spielt keine Rolle, es gibt keinerlei emotionale Bezogenheit der Beteiligten: Das Geile ist die Situation, nicht die andere Person! Der andere Mensch ist nur Beiwerk und damit beliebig austauschbar. Gleichzeitig verläuft der Sex nach der klassischen Regel „Ich mache es dir und du machst es mir."

Die Dynamik ist ähnlich wie weiter oben auf Seite 110 (Selbstbefriedigung statt Partnersex) schon beschrieben, aber hochpotenziert und verdichtet. Die Phase des dranghaften Pornokonsums geht dem Mangel an Lust auf realen Sex mit einem realen Mensch oft voraus. In der Singlezeit werden Pornos ohne Ende konsumiert und in der Partnerschaft zeigt sich, ob der Konsum reduziert werden kann oder nicht. Der echte, reale Sex bringt es dann manchmal nicht mehr: keine Erregung und folglich keine Erektion!

Der entscheidende Unterschied zwischen süchtigem Pornokonsum und „normalem" Pornokonsum ist die Motivation. Sexuelle Erregung, um ein emotionales Loch zu stopfen oder um mit Erregung zu spielen? Die Grenzen sind fließend!

Der andere typische Pornogucker ist zwischen 25 und 50 und schaut Pornos, weil die geiler sind als der Sex mit der Partnerin (dem Partner). Von diesen Männern höre ich Sätze wie: „Mann hat, was Mann braucht", „Das sind schließlich jahrelange Beziehungen, die ich zu den Fantasiefrauen habe.", „Dieser Sex ist in der Realität so eh nicht zu kriegen.", „Selbstbefriedigung macht keinen Stress, Fräulein Faust will immer.", oder „Hab ich Internet, hab ich Bock!"

Sexuelle Erregung, um ein emotionales Loch zu stopfen oder um mit Erregung zu spielen? Die Grenzen sind fließend!

Der Unterschied zu Typ 1 ist zum einen das Alter, in dem mit Pornokonsum angefangen wurde, und zum anderen die sexuelle Bildung (und die Lebenserfahrung), die den pornösen Einfluss ausgleicht. Auch bei diesem Typ liegt das Hauptproblem auf der Achse genital–emotional: Genital holt er sich aus den Pornos, was er braucht, emotional aber ist er am Verhungern.

Die beiden Typen sind zwar unterschiedlich, aber bei beiden geht es um eine Entwicklung einer Kultur der Selbstliebe und um einen emotionalen Bezug zur Sexpartner*in (falls vorhanden).

Selbstlieberitual

Im Unterschied zu einem Wichsritual, das oft ein „Frustwichsen" ist, hat ein „Selbstlieberitual" tatsächlich etwas mit Selbstliebe zu tun. Wie der Name schon sagt: sich selbst lieben. Das ist gar nicht so einfach, wenn man nie gelernt hat, dass Mann selbst liebenswert ist.

Stell dir die Sache mit dem Selbstwert wie ein Fass vor. In dieses Fass kann etwas eingefüllt werden, von anderen oder von dir selbst: Anerkennung, Wertschätzung, Lob, Liebe, Begehren. Wenn das Fass einen Boden hat, bleiben die Kostbarkeiten drin. Hat das Fass keinen Boden, fällt alles durch. Das fühlt sich einfach nur schrecklich leer an!

Der Boden entsteht, wenn in der Kindheit, in den ersten 3–5 Jahren, alles (einigermaßen) gut verläuft. Da lernt Mann, lebenswert und liebenswert zu sein. Später kommt noch begehrenswert dazu. Kommt kein Boden ans Fass – warum auch immer – kann Mann das als Erwachsener nachholen. Dauert etwas länger, geht aber.

Den Boden ans Fass zu bekommen, das ist deine Herausforderung. Danach kannst du durch die Welt gehen und Menschen suchen, die dir was in dein Fass füllen. Die findet Mann nicht nur in Liebesbeziehungen, sondern überall: in Gemeinschaften, Vereinen, beim Sport, bei Unternehmungen. Oder Mann nimmt professionelle Hilfe in Anspruch.

Wie auch immer: Menschen, die was in dein Fass tun könnten, klopfen nicht an deine Tür und sagen: „Kommst du raus zum Spielen?“ Diesen Schritt musst du selbst machen.

Schaffst du noch nicht? O. K., dann fange mit der Selbstliebe an.

Übung 31: Sich selbst als guten Freund behandeln

- Stell dir vor, ein guter Freund besucht dich und schildert dir, dass er dauernd zu Pornos wichsen muss und das nicht lassen kann. Wie würdest du mit ihm reden? Machst du ihn fertig und lachst ihn aus? Sagst du ihm, er soll sich nicht so anstellen, ist doch ganz simpel: es einfach lassen. Oder hörst du ihm zu? Tröstest du ihn? Versuchst, ihm Mut zu machen? Versuchst, seinen Blick auf seine Stärken zu richten, damit er Kraft in sich findet? Schaust mit ihm nach Möglichkeiten?
- Wie redest du zu dir? Wie gehst du mit dir um? Variante 1: fertigmachen und abwerten oder Variante 2: trösten, aufbauen, Wege suchen?
- Von wem hast du gelernt, so mit dir umzugehen? Hast du das verdient? Musst du dir einen liebevollen Umgang eigentlich verdienen? Oder steht er dir nicht sowieso zu?
- Wenn du eine oder zwei Personen benennen kannst, die so mit dir umgegangen sind, wie du als Erwachsener mit dir selbst umgehst, dann schreibe denen einen Brief. Du musst ihn nicht abschicken. Du schreibst ihn an diese Person „in dir“, das reicht schon. Verrückt? Stimmt. Na und?!
- Schreibe ihr oder ihm, wie du damals warst, was du gebraucht hättest. Schreibe, was du stattdessen erlebt hast und was das mit dir gemacht hat. Spüre hin, welche Gefühle in dir auftauchen. Lasse sie zu und drücke sie nicht gleich weg. Es sind „nur“ Gefühle. Gefühle, die für dich als Kind nicht aushaltbar waren, aber für dich als Erwachsener vielleicht schon. Probiere es aus: Die Kinderzeiten sind vorbei, du bist inzwischen groß und kannst dich um dich selbst kümmern. Auf deine Art!

- Oft kommen Gefühle der Wut, der Enttäuschung und des Hasses gegen Menschen, die uns früher nicht gut getan haben. Auch das ist in Ordnung, menschlich und nachvollziehbar. Versuche, nach und nach deinen Frieden zu finden mit den Menschen, die dich verletzt haben. Das muss nicht mit den realen Personen passieren, es kann genauso gut in deiner Vorstellung geschehen.
- Schreibe alle Vorwürfe auf und überlege dir ein Ritual, mit dem du den ganzen Ballast abwerfen kannst: ein Feuer machen und den Vorwurfszettel verbrennen, ein Loch graben und ihn beerdigen, einen Stein damit umwickeln und von der Brücke werfen, ein Papierschiff daraus falten und auf den Fluss setzen. Was auch immer dir einfällt.

Die Frage, die deine Entwicklungsrichtung bestimmt, könnte sein: Was hättest du damals gebraucht? Wo kriegst du das heute her? Allein jedenfalls geht das nicht, dafür brauchst du andere Menschen.

Bringe Selbstliebe auch in deinen Solo-Sex. Von Woody Allen stammt das Zitat: „Masturbation ist Sex mit jemandem, den ich wirklich liebe." Unterbrich das alte Schüttelmuster und spüre dich. Alle Übungen aus dem ersten Teil sind dafür hilfreich. Tu dir was Gutes bei der Selbstbefriedigung. Übe mit dem wellenförmigen Erregungsmodus.

Übung 32: Selbstliebe statt Wichsen

Nimm dir Zeit, mindestens 30 Minuten. Stelle dir ein Öl bereit (Mandel- oder Kokosöl, je nach Vorliebe, es geht aber auch Sonnenblumen- oder Rapsöl aus der Küche. Schau, dass du nicht den Essig erwischst!) Mache es dir gemütlich – Bett, Couch, Sessel ... egal wo, auf jeden Fall ohne Medien: Handy, Laptop, Tablet, PC, Fernsehen ... Alles bleibt aus. Du bist offline und unplugged! Jetzt kommt echtes Leben – live, in Farbe und HD++!

- Wärme dich erst mal an, streichle deinen ganzen Körper, von Kopf bis Fuß. Das muss nicht mit der Pfauenfeder sein, mach das, wonach dir ist: fest oder zart, sanft oder kräftig. Mal so, mal so. Spiele mit verschiedenen Qualitäten der Berührung an verschiedenen Stellen deines Körpers.

- Dann beziehe deinen Penis mit ein und auch die anderen Körperstellen, die dich sexuell erregen. (Wie? Nur Penis? Da gibt es mehr, versprochen! Wer suchet, der findet …)
- Lass das Kopfkino noch aus und versuche, ob du sexuelle Erregung allein über die Berührungen auslösen kannst. Wundere dich nicht, wenn es nicht geil wird und wenn dein Penis nicht steif wird. Völlig normal. Das ist mit deinen Lernerfahrungen sogar zu erwarten, weil du dich auf Bilder und geile Sexszenen dressiert hast.
- Dann nimm etwas an Fantasie dazu, aber nur Kopfkino, keine Medien, und nur so lange, bis dein Penis wieder prall ist.
- Bewege deinen Penis in der Hand mit deinem Becken. Nicht mit der Hand rubbeln. Das ist ähnlich wie Übung 30: Eindringen. Nimm ein Öl dazu, damit es weniger reibt und besser flutscht.
- Achte auf deinen Atem. Öffne deinen Mund etwas. Atme mit Bauch und Brust, mache dich voll mit Luft. Bei normaler Atmung gibt es eine kleine Pause zwischen Ein- und Ausatmung, lass die weg. Übertreibe die Atembewegungen der Bauch- und Brustatmung. Wenn dir dabei schwindlig wird, hast du eine Weile zu viel eingeatmet. Kein Problem: Atme tief aus und kurz ein und dein Zustand wird wieder normal.
- Ja, du wirst dir dabei komisch vorkommen. Wer macht denn so was? Ich verrate es dir: immer mehr Menschen. Diese Atemtechnik ist uralt, sie gibt es im Tantra, aber z. B. auch im Alba-Emoting. Denk an deine Selbstliebe. Du bist allein, niemand schaut dir zu. Vor wem schämst du dich gerade?

Die Strategie ist, aus den Kopfbildern in die Körperempfindung zu kommen und vom Ficken zum Liebe-Machen.

- Es wird sich auch komisch anfühlen. Dein Körper hat unter Sex bisher immer etwas komplett anderes erlebt. Jetzt willst du ihm (und damit dir) beibringen, auch andere Muster als geil zu erleben. Das braucht etwas Zeit. (Schon einmal in England im Linksverkehr gefahren? Ist wie rechts, nur anders …) Wenn du die Erektion verlierst: keine Panik. Dass du gut funktionierst und wichsen kannst, hast du dir doch oft genug bewiesen, oder?
- Wenn du so was wie Lust erlebst, folge ihr, spüre hin, verstärke sie, spiele damit. Die Strategie ist, aus den Kopfbildern in die Körperempfindung zu kommen und vom Ficken zum Liebe-Machen – ja, genau, mit dir selbst!

Partnerbezug = Intimität

Im Englischen gibt es ein schönes Wortspiel zur Intimität. Intimität heißt auf Englisch „intimacy", und wenn Mann das etwas falsch ausspricht, wird daraus **into-me-see**, was wiederum heißt: Ich lasse dich in mich sehen. Ich zeige mich dir, gebe mich zu erkennen, so wie ich bin, mit allem. Puh, das ist riskant, oder? Da drohen Abweisung, Scham, Demütigung und Schwäche. Das sind die Erfahrungen, die Mann bisher gemacht hat. Wer immer das Gleiche macht, bekommt aber auch immer das gleiche Ergebnis raus. Also Mut zu Neuem! Mut zum Sich-Zumuten. Hier ist eine Übung für dich und deine Partnerin (deinen Partner). Falls du nicht in einer Beziehung lebst, kannst du dir die Fragen trotzdem beantworten und deine Liebessprache herausfinden.

Übung 33: Sprachen der Liebe[8)]

- Jeder von euch beantwortet schriftlich (!) die folgenden Fragen für sich allein:
  - Wie zeige ich dir meine Liebe?
  - Woran merke ich, dass du mich liebst?
- Die Antworten auf diese Fragen sollten konkrete Handlungen beschreiben. So ist „wenn wir nicht streiten" sehr unkonkret, weil es etwas beschreibt, was nicht getan wird. Also sucht bei den Antworten nach Dingen, die ihr beobachten könnt, die ihr filmen könntet. Das ist gar nicht so einfach, denn ihr werdet merken, dass damit dieses Bild der großen, reinen Liebe sehr alltäglich wird. Aber so ist das. Ein Kaffee ans Bett, benutztes Geschirr in die Maschine, Klodeckel zu machen … dieser ganze Alltags-Kleinscheiß kann etwas mit Liebe zu tun haben!
- Vergleicht eure Antworten und beantwortet – jetzt gemeinsam – diese Fragen:
  - Denkt A, dass seine/ihre Liebe ankommt? Fühlt B sich geliebt?
  - Denkt B, dass seine/ihre Liebe ankommt? Fühlt A sich geliebt?
  - Was sind die Sprachen der Liebe von A bzw. von B?
  - Liebt ihr aneinander vorbei oder versteht ihr einander?
- Tauscht euch aus und schaut, wo noch etwas Sprachunterricht hilfreich sein könnte: eure eigene deutlicher machen und/oder die der Partnerin (des Partners) besser erkennen lernen.

8) Die Idee zu dieser Übung stammt aus dem Buch: *Die 5 Sprachen der Liebe* von G. Chapman (1992), Verlag der Francke-Buchhandlung.

Nach dem gleichen Prinzip kannst du auch einen Blick auf deine Sprachen des Begehrens werfen – bzw. auf eure, wenn ihr es als Paar macht.

Übung 34: Sprachen des Begehrens

- Ändere die Fragen aus Übung 33 einfach um in:
  - Wie zeige ich dir mein Begehren?
  - Woran merke ich, dass du mich begehrst?

Alles andere ist genau gleich, nur geht es dabei um sexuelles Begehren und nicht um emotionales Lieben.

Schau dir mit deiner Partnerin (deinem Partner) auch die Übungen im Kapitel „Übungen für Paare“ (Seite 156) an und sucht euch die aus, die ihr euch vorstellen könnt.

Intimität in eine Liebesbeziehung zu bringen ist hohe Schule – und leider kein Schulfach. Lass dich begleiten, wenn du allein nicht weiterkommst. Dafür gibt es Paar- und Sexualtherapeut*innen. Eines sollte dir klar sein: Sexuell geil ist das am Anfang nicht! Aber hochgradig emotional. Das Risiko, sich zu zeigen und verletzbar zu machen, beinhaltet nämlich auch die Möglichkeit, emotional satt zu werden. Und das ist zwar nicht genital geil, aber anders geil: intim! Damit hat eure gemeinsame Erotik die Chance, den Ballast der emotionalen Altlasten abzuwerfen und in noch unbekannte Höhen zu schweben!

Intimität in eine Liebesbeziehung zu bringen ist hohe Schule – und leider kein Schulfach.

Dranghaftes Fremdgehen

Kommen wir zu einer anderen Variante dranghaften Sexualverhaltens: dranghaftes Erobern von Sexpartner*innen, ein suchtartiges Konsumieren sexueller Begegnungen.

Auch dieses Thema hat viele Variationen. Ich erinnere mich an einen Klienten, der auf Druck seiner Frau kommen musste, nachdem er seine Schwiegertochter angebaggert hatte; an einen Klienten, der zwei- bis dreimal pro Woche zu Prosituierten gehen musste; oder an einen, der wegen sexueller Belästigung angezeigt worden war. Dann gab es noch den, der mit seiner Frau in der Paartherapie saß, um an der Beziehung zu arbeiten, während seine knapp 20 Jahre jüngere, gerade aktuelle Geliebte bei seiner Mutter auf ihn wartete … Bei aller Unterschiedlichkeit ist den Männern eines gemeinsam: ein starker Drang, Sexpartner*innen zu erobern.

Früher galt unter Psychotherapeut*innen die These, dass der klassische Don Juan mit dem Erobern seine geheime Homosexualität kaschieren und verstecken will, auch vor sich selbst. Den Gedanken, dass es darum geht, Männlichkeit zu beweisen, finde ich sehr einleuchtend. Die Idee, dass dranghaftes Fremdgehen der Angst vor dem Schwul-Sein entspringt, stammt von der total veralteten homophoben Überzeugung, dass Schwule keine richtigen Männer sind. Diese Überzeugung ist leider noch viel zu oft präsent, auch wenn sie seltener wird.

Das Grundthema dieser Männer ist der Wunsch nach Bestätigung, nach Anerkennung und Wertschätzung als Mann. Wir haben es auch hier wieder mit einem emotionalen Problem zu tun, das sie genital, über Sex, zu lösen versuchen. Das ist ein bisschen wie in der Geschichte, in der ein Mann seinen Schlüssel im Dunkeln verloren hat, ihn aber unter der Laterne sucht, weil es da hell ist.

Das Problem der dranghaften Fremdgänger ist, dass die positive Wirkung für das eigene Ego nach der Eroberung verschwindet. Der Sex selbst ist meistens Nebensache. Zitat eines Klienten: „Wissen Sie, in der Mitte sind sie alle rosa.“ Oder, um es mit Groucho Marx zu sagen: „Ich gehe doch in keinen Club, der Leute wie mich als Mitglieder nimmt.“

Sobald es um emotionale oder beziehungsmäßige Bindung geht, sobald es nahe wird, wird das Verhältnis uninteressant. Es droht nämlich die Gefahr, dass Mann sich zeigen muss, wie er wirklich ist. Und das Selbstbild eines notorischen Betrügers ist in der Regel eines, für das Mann sich schämt. Mann ist ja nicht blöd und weiß, was erwartet wird.

Falls du dich bei einer dieser Beschreibungen wiederfindest, sind verschiedene Entwicklungsrichtungen vorstellbar. Überlege dir, was du willst: Geht es dir darum, einer Beziehung Dauer zu verleihen? Geht es darum, eine bestehende Beziehung nicht zu gefährden? Oder geht es darum, kein schlechtes Gewissen mehr zu haben? Wie auch immer: In jedem Fall ist es wichtig, das emotionale Thema anzugehen. Der emotionale Hunger wird durch Sex-Fressen nicht gestillt. Ein guter Therapeut, der von Männerarbeit Ahnung hat, kann da hilfreich sein.

Der emotionale Hunger wird durch Sex-Fressen nicht gestillt.

In der Erotik selbst besteht das Ziel darin, die Emotionalität in den Sex zu integrieren. Funktionieren im klassischen Sinne kannst du ja bestens: Du bist ein super Verführer, Erregung samt Erektion sind da, Orgasmen wahrscheinlich auch, der Sex macht Spaß und ist geil. Der klassische Don Juan ist ein weiteres Beispiel dafür, dass die Spaltung in Heilige und Hure Frauen *und* Männer betrifft. Er lebt Sex ohne Emotionen der Verbundenheit. Er lebt nicht Sex ohne Gefühl, das ist eine weit verbreitete Sichtweise. Ich halte es nicht für möglich, etwas ganz ohne Gefühl zu machen. Auch ein empathieloser Schläger hat Emotionen, wenn er draufhaut, nur eben keine zärtlichen.

Was beim Verschmelzer zu stark ausgeprägt ist, fehlt beim Don Juan: Eine Bindung – mit dem Risiko, mit allen Schwächen und Verletzlichkeiten gesehen zu werden – wird vermieden. Die Angst davor, erkannt – enttarnt – zu werden, nennt man Scham. Wenn Scham das Leben steuert und über Sex unfühlbar gemacht wird, fühlt sich das auf Dauer ziemlich leer an: Sexuelle Erregung hält nicht so lange an wie die Kombination der Gefühle, lebens-, liebens- und auch noch begehrenswert zu sein.

Sexuelle Erregung hält nicht so lange an wie die Kombination der Gefühle, lebens-, liebens- und auch noch begehrenswert zu sein.

Was kannst du tun? Fange mit deiner Selbstliebe an. Wie gehst du mit dir um? Wie denkst du über dich und wie behandelst du dich? Übungen 31 und 32 (Selbstliebe, emotional wie sexuell) sind auch für dich lohnenswert. Gerade Übung 32 ist wunderbar geeignet, um den Umgang mit Scham zu üben.

Wenn du in einer Paarbeziehung bist, schau mal durch die Brille „Stärke – Schwäche" deine Beziehung an.

Übung 35: Stärke und Schwäche

Beantworte dir die folgenden Fragen:

- Wer von euch beiden hat in welchem Lebensbereich „die Hosen an"? Wer bringt das Geld? Wer organisiert den Haushalt (Speiseplan, Einkauf, Wäsche, Putzen …)? Wer hat welche Beziehung zu den Kindern (falls vorhanden)?
- Welche Verletzlichkeiten hat deine Partnerin (dein Partner)? Zeigt sie (er) diese oder werden sie versteckt? Wann kommen sie zum Vorschein und wie geht ihr als Paar damit um?
- Wie zeigst du deine Verletzlichkeiten? Bist du auch mal in der Rolle des Schwachen, der sich Trost holt (nicht nur praktischen Rat)?

- Falls du das nicht kennst, probiere es mal aus. Lass dich mal einfach nur im Arm halten.

Das Thema Selbstwert ist ein dickes Fass. Es gibt da keine sicheren Rezepte, die immer und für jeden funktionieren. Ich kann dir hier nur Richtungen aufzeigen, in die du möglicherweise gehen kannst. Wenn du allein nicht weiterkommst, suche dir einen Therapeuten, der etwas von Männerarbeit versteht. Dafür sind die da. Sich helfen lassen ist schon eine Übung für sich – und dich!

Sich helfen lassen ist schon eine Übung für sich.

Auf einen Sonderfall will ich noch eingehen: Ich habe immer wieder mal Männer in der Praxis, die durchaus eine stabile Bindung leben, die ihrer Partnerin emotional nahe sind und sich auf eine dauerhafte Bindung eingelassen haben. Dennoch haben sie den Wunsch, mit anderen Frauen zu schlafen.

Das muss nicht immer Ausdruck eines Selbstwertproblems sein. Manchmal ist das Problem die gewählte Beziehungsform. Immer mehr Menschen leben offen oder polyamor. Sie unterscheiden zwischen Loyalität und körperlicher Treue und gestatten sich sexuelle Kontakte zu anderen. Zu unserem vorherrschenden romantischen Liebesideal gehört die Vorstellung der körperlichen Exklusivität. Wenn ich mir die ganzen Seitensprungportale im Internet betrachte (hey, rein beruflich!), wenn ich sehe, dass das Thema Außenbeziehungen ein Standardthema in der Paarberatung ist, dann lässt mich das schon an der Tragfähigkeit dieses Modells zweifeln.

Auf der anderen Seite: Die Paare, die polyamor leben oder in der Swingerszene unterwegs sind, haben im Grunde die gleichen Themen wie die monogamen Romantiker, nämlich Eifersucht, Selbstwert und Scham, Verlustangst und Einsamkeit.

Für das Problem, dass unser Begehren sich nicht nur auf die Beziehungspartner*innen richten kann, gibt es noch keine zufriedenstellende Lösung. Vielleicht ist es ja auch gar kein Problem, sondern ein Zustand. Wie das Wetter …

Penisprojekt 3: Die Sache mit dem Orgasmus (Orgasmusstörungen)

Ein Orgasmus ist eine Art Reflex, der ausgelöst wird, wenn die Bedingungen stimmen. Jetzt gibt es zwei Varianten:

1. Die Bedingungen sind viel zu früh erreicht, der Mann kommt zu früh zum Orgasmus. Auf Schlau heißt das Ejaculatio praecox.
2. Die Bedingungen werden gar nicht erreicht, die Erregung kommt nicht an den Point of no return heran und somit wird kein Orgasmus ausgelöst. Offiziell nennt sich das Anorgasmie oder auch Anejakulation.

Damit die beiden Phänomene zu einem ausgewachsenen Problem werden, muss noch (mindestens) eine weitere Zutat hinzukommen. Vielen betroffenen Paaren gelingt es, das Zu-früh-Kommen einfach in ihr Liebesspiel zu integrieren bzw. sie machen sich keinen Stress, wenn ein Orgasmus ausbleibt. Die fehlende Zutat, im einen wie im anderen Fall, ist die Überzeugung, dass einem Orgasmus eine enorm wichtige Bedeutung zukommt, etwa dass ein Orgasmus anzeigt:

Dem Orgasmus wird eine enorm wichtige Bedeutung zugeschrieben.

- dass der Sex gut war,
- dass Mann gut war,
- dass Mann oder Frau begehrenswert und attraktiv ist,
- dass die Pflicht erfüllt und die Arbeit getan ist,
- dass Mann aufhören kann – bzw. muss.

Erst mit so einer Überzeugung wird die Sache zum Problem. Schauen wir es genauer an.

Zu früh kommen (Ejaculatio praecox)

Wie früh ist denn zu früh? Bis in die 80er galt: Jeder Mann, der vor der Frau kommt, kommt zu früh. Hu, angesichts der Häufigkeit, mit der Frauen durch Verkehr nicht zum Höhepunkt kommen, keine leichte Aufgabe! Inzwischen gilt als zu früh: noch vor dem Einführen, beim Einführen oder unmittelbar nach dem Einführen (innerhalb der ersten ca. 10 Bewegungen).

Jeder Mann, der vor der Frau kommt, kommt zu früh?

Betrachten wir mal die Bedingungen, die für einen Orgasmus erfüllt sein müssen. Die genauen physiologischen Abläufe lasse ich dabei außen vor. Wichtiger sind mir die Anzeichen, die erlebbar sind und auf die Mann einen Einfluss hat – bzw. haben kann. Vereinfacht gesagt braucht es für einen

Orgasmus eine fein abgestimmte Mischung von Anspannung und Entspannung. Na super, was denn jetzt?

Erregungssteigerung geht einher mit einer Erhöhung des Muskeltonus und beschleunigtem Atmen (und mit vielem mehr, was wir gerade ausklammern). Der Orgasmus selbst hat mit Muskelkontraktionen zu tun, mit Zuckungen, die aus Anspannen und Wieder-Loslassen entstehen.

Was heißt das für den Zu-früh-Kommer? Die Erregung wird viel zu schnell gebündelt und auf den Punkt gebracht. Die nötige Spannung ist viel zu schnell erreicht. Deswegen auch der typische Urologen-Tipp: „Machen Sie sich mal locker. Entspannen Sie sich." Die Richtung stimmt, aber es hilft nicht, weil es nicht genau genug ist. Was, wann, wie, wozu entspannen? Das wären die wichtigen Infos!

Wie macht Mann Ejaculatio praecox? Mit zu viel Spannung. Die Spannung besteht auf verschiedenen Ebenen, und je nach Typ sind diese sehr unterschiedlich. Der Einfachheit halber unterteile ich auch hier in zwei Typen: die jungen Wilden und die sanften Helden.

Die jungen Wilden

Der typische junge Wilde ist zwischen 17 und 25 und komplett verzweifelt, weil er sich nicht mehr an Frauen (Männer) rantraut. Körperlich topfit, hochtrainiert, muskulös, attraktiv und am Rand des Nervenzusammenbruchs. Seine Spannung macht er sich so:

Körperliche, emotionale und gedankliche Hochspannung!

Körperlich: Der junge Wilde ist im Sexleben noch ziemlich neu. Dass Mann relativ schnell kommt, wenn man mit Partnersexualität beginnt, ist tatsächlich ganz normal und „natürlich". Junge Männer sind bis in die Haarspitzen voll mit Testosteron. Sie sind neugierig, wie es denn jetzt ist mit dem Sex und sind also superleicht erregbar. Da geht es von vornherein schon schneller. Die sexuelle Funktionsbereitschaft sowie die Funktionsfähigkeit sind voll da. Und das ist (s)eine Stärke! Die lustlosen Männer oder die mit den Erektionsproblemen hätten gern eine dicke Scheibe davon!

Die Sportler haben dazu noch einen hohen muskulären Grundtonus, der in der Erregung sehr schnell die nötige Körperspannung zur Verfügung stellt.

Emotional: Die jungen Männer sind hochmotiviert und wollen einen guten Job machen. Es gilt, sich als gute Liebhaber zu beweisen. Je größer der Wunsch danach ist, es gut zu machen, desto größer ist die Angst, es falsch zu machen. Die Angst zu versagen, kein guter Liebhaber zu sein, aktiviert physiologisch das Stress-System, der Körper spannt sich an und wappnet sich zum Kampf oder zur Flucht. Normalerweise würde Mann die Erektion verlieren (Bremspedal), aber die Erregung ist gleichzeitig hoch genug (Gaspedal). Die innere Anspannung wird riesig, die muss irgendwie raus (qualmende Reifen). Orgasmus gefällig? Liegt ja nahe, wo wir sowieso gerade dabei sind.

Je größer der Wunsch danach, es gut zu machen, desto größer ist die Angst, es falsch zu machen.

Gedanklich: Auch die Gedanken sorgen für Druck, der sich in körperliche Anspannung umsetzt. Was hat Mann gelernt über „ein guter Liebhaber sein"? Die Frau (den Mann) zum Orgasmus bringen, möglichst lange rammeln, in vielen Stellungen, natürlich Verkehr, alles andere zählt nicht. Und die Frau (der Mann) muss auf jeden Fall zum Orgasmus kommen, sonst hat Mann es nicht richtig gemacht. Die Sportler sehen es sportlich: Mit Sich-ordentlich-Anstrengen kommt auch ein ordentliches Ergebnis raus. Klingt das nach Genuss und Hingabe oder nach Arbeit und Stress? Das ist Stress, und der macht körperliche Spannung. Die muss irgendwo abgeladen werden und der Mann kommt. Ganz logisch, oder?

Als wäre das bis hierher noch nicht genug Druck und Spannung – jetzt kommt auch noch sexuelle Erregung dazu, weil es einfach supergeil ist, einen fremden Körper zu spüren, Haut zu fühlen, Haare zu riechen, zu küssen, einzudringen … das ist alles so geilupsdawarerschonderHöhepunkt.

Die sanften Helden

Bei den sanften Helden ist die Dynamik etwas anders. Sie sind meist älter als 25 und körperlich eher weich und flexibel. In der Praxis schildern sie oft eine Mischung aus Erektionsproblemen und zu frühem Kommen. Ein wichtiger Grund dafür ist, ebenso wie bei den jungen Wilden, die Angst vor dem Versagen, die zum Erektionsverlust führt. Bei den sanften Helden aber ist die genitale Erregung nicht groß genug, um die Erektion aufrechtzuerhalten. Erinnerst du dich noch an das „Duale Kontrollmodell" (Seite 85)? Die Angst vor dem Versagen entspricht dem Bremspedal, die genitale Stimulation dem Gaspedal. Je nachdem, was stärker ist, verliert Mann die Erektion (Bremse), oder Mann spritzt ab (Gas). Eigentlich nicht kompliziert, oder?

Wie machen sich die sanften Helden ihren Druck, ihre Anspannung?

Emotional: Wir starten mit der Gefühlsebene, weil hier oft der meiste Druck herkommt. Der größte Wunsch des sanften Helden ist es zu verschmelzen, sich angenommen zu fühlen und eins zu werden mit der (dem) Angebeteten. Als echter Verschmelzungstyp sieht er das allein schon als hochgradig erregend an. Wenn Mann aber weiß, dass es da ein Problem mit Zu-früh-Kommen gibt, entsteht ein Druck, zu versagen, was bedeutet, nicht männlich genug zu sein. Daraus resultiert die Angst vor dem Verlassen-Werden. Egal ob es die Angst vor dem Verlassen-Werden ist oder die Angst vor dem Versagen, beides macht Angst und Stress, und zwar gewaltig. Unser Held steht innerlich vor dem Säbelzahntiger, das führt zu hoher Erregung – hier nicht im sexuellen Sinne. In der Kopplung mit der sexuellen Erregung aber bietet sich ein ideales Ventil an, um den Druck abzulassen: ein Orgasmus. Leider hilft das nur kurzfristig, denn nach dem Orgasmus ist vor dem Orgasmus, die Spirale aus Stress, Druck und Orgasmus bleibt stabil.

Nach dem Orgasmus ist vor dem Orgasmus – die Spirale aus Stress, Druck und Orgasmus bleibt stabil.

Körperlich: Der emotionale Stress führt zu körperlichen Reaktionen, die mit Angst zu tun haben. Der Körper rüstet sich zu Kampf oder Flucht. Zu merken ist das z. B. an der Atmung. In der Regel wird mehr ein- als ausgeatmet, ein typisches Muster für die Emotion Angst. Außerdem kommt eine erhöhte Muskelspannung hinzu.

Gedanklich: Auf der gedanklichen Ebene richtet sich die Aufmerksamkeit meist auf die Befürchtung, dass es wieder zu schnell geht. Der Erregungsgrad wird gescannt, Mann macht sich Sorgen: „Hoffentlich diesmal nicht!“, und peng … schon passiert. Wenn Mann seine Aufmerksamkeit z. B. auf die Veränderungen der Atmung und der Muskelspannung richten könnte, hätte er ein effektives Werkzeug zur Verfügung, um sich darüber in einen anderen Zustand zu bringen!

Ob junger Wilder oder sanfter Held, deine Entwicklungsrichtung ist die, aus der Hochspannung rauszukommen. Wenn du weißt – und vor allem spürst! –, wie du dich hineinmanövrierst, findest du auch den Weg heraus.

Hilfreich dazu sind alle Übungen aus dem ersten Teil. Lerne dich kennen und – vor allem – lerne zu spüren:

- was du mit deinem Becken machst,
- wie du Muskelspannung einsetzt,
- wie du dich bewegst,
- wie du atmest.

Das sind deine Schlüssel zur Veränderung.

Bist du ein junger Wilder? Lerne durch die Übungen aus Teil 1 mit deinem Körper zu spielen. Deine Tendenz ist, zu viel Druck (im Sinne von körperlicher Spannung) aufzubauen, also nimm zum einen etwas den Druck raus und lerne zum anderen, mit dem restlichen Druck umzugehen. Das heißt nicht, dass du schlaff und bewegungslos werden sollst, nicht Stahl durch Pudding ersetzen. Es heißt dynamisch zu sein, mal so und mal so. Beim Sport bist du auch sowohl in deiner Kraft wie auch in der Beweglichkeit, oder? Hilfreich dafür sind eine tiefe Bauchatmung und flüssige Bewegungen. Die holen dich aus der Erstarrung.

Übe mit dem wellenförmigen Modus in der Selbstbefriedigung, auch die Übung 24 könnte hilfreich für dich sein. Spiele bei der Selbstbefriedigung mit deiner Erregung, bringe sie hoch und wieder runter. Senke deine Erregung nicht durch Aufhören und An-kotzende-Pferde-Denken, das ist nicht wirklich sexy (funktioniert auch meistens nicht). Durch tiefes Atmen und fließende Bewegungen mit dem ganzen Körper kannst du die körperliche Erregung im Körper verteilen. Das kannst du auch während des Liebesspiels tun.

Ach, noch etwas: Geduld und Langsamkeit! Gras wächst nicht schneller, wenn Mann daran zieht. Veränderung geschieht nicht dadurch, dass du dich noch mehr anstrengst. Das wäre die Lösungsvariante des „mehr desselben“: Ich darf mir auf keinen Fall Druck machen! Ich muss mich jetzt entspannen und locker werden! Ich muss ich muss ich muss …

Gras wächst nicht schneller, wenn Mann daran zieht.

Übe dich darin, etwas zu genießen, etwas langsam zu machen und mit der Aufmerksamkeit dabei zu sein. Das kannst du den ganzen Tag machen. Ein Beispiel?

Übung 36: Achtsamkeit im Fitnessstudio

Wenn du im Fitnessstudio an Geräten trainierst, ist das deine Übung (geht aber auch bei vielen anderen Tätigkeiten).

- Statt beim Wiederholen simpler Bewegungen an irgendwelchen Geräten nebenbei ein Video zu schauen oder Musik zu hören, richte deine Aufmerksamkeit auf deinen Körper.
- Wie atmest du? Geht das Einatmen mit der Anspannung besser oder mit dem Loslassen?
- Welche Muskeln benutzt du noch außer denen, die du gerade trainierst? Nur weil ein Muskel sich nicht sichtbar bewegt, heißt das noch lange nicht, dass er nicht aktiv ist.
- Ist deine Wirbelsäule gut aufgerichtet? Bist du im Hohlkreuz?

Spüre hin und mache das Gerätetraining zur Achtsamkeitsübung. Das geht auch beim Autofahren: Nimm wahr, wie es deinen Körper in Kurven im Sitz verschiebt (jaja, und beim Beschleunigen in den Sitz drückt, schon klar ...), spüre die Oberfläche des Lenkrads; welche Position hat eigentlich gerade dein Becken, wie atmest du?

Mache das Gerätetraining zur Achtsamkeitsübung.

Die Tätigkeiten deiner fünf Sinne kannst du prinzipiell immer wahrnehmen, solange du wach bist. Wenn du magst, lass dich von deinem Handy mit irgendeiner „Achtsamkeits"-App daran erinnern. Jede halbe Stunde spürst du kurz nach, was du gerade siehst, hörst, riechst, schmeckst oder tastest. Einfach kurz wahrnehmen, dauert 3 Sekunden!

Wenn du dich im Verschmelzungstyp wiederfindest, geht es für dich vor allem darum, deine Kraft, deine Potenz und deine Potenziale zu spüren und zu genießen. Da gibt es jede Menge Übungsfelder außerhalb der Sexualität: Werde unbequem und gehe mal das Risiko ein, Umstände zu machen. Reklamiere was, probe Widerstand. Ich zitiere einen Klienten: „*Nein* ist ein ganzer Satz!" Nur wenn du zu etwas klar *Nein* sagen kannst, kannst du auch *Ja* dazu sagen. Beides braucht es, sonst hängt an dem *Ja* immer ein *aber* dran.

Weniger Bedienen und mehr Selbstbedienung!

In der Sexualität ist dein Thema Abgrenzung zu üben und mit der Aufmerksamkeit mehr bei deiner Lust zu sein als bei der deiner Partnerin (deines Partners). Die Strategie ist eine innere Haltung von: „Ich nehme dich." Aber nicht im Sinne von „Ich mache es dir – und zwar recht. Wie immer!", sondern „Ich mache es mir – wie es mir gefällt. Und du darfst dabei sein und machen, was dir gefällt." Was der Macho zu viel hat an rücksichtslosem Egoismus, hast du zu wenig. Also weniger Bedienen und mehr Selbstbedienung!

Es geht darum, dass du in *deine* Lust kommst und dich an *deiner* Erregung entlanghangelst. Wenn du erregt bist und das deiner Partnerin (deinem Partner) durch Gesten, Bewegung und Töne zeigst, dann ist das auch ein Zeichen deiner Wertschätzung und Ausdruck deiner Lust. Deine Partnerin (dein Partner) spürt am eigenen Leibe, dass es dir mit ihr (ihm) gut geht. Wenn ihr eins seid, seid ihr nicht mehr beieinander. Dafür braucht es zwei, die sich nahe sind, aber nicht miteinander verschmolzen.

Übe in der Selbstliebe, dir Lust zu machen, und spiele mit deiner Erregung. Steigere die Erregung und verteile sie wieder durch tiefes Atmen und fließende Bewegungen. Experimentiere mit dem ondulierenden und dem wellenförmigen Modus (Seite 75 ff.). Auch die Übung mit der Faust könnte gut passen (Übung 30: Eindringen).

Gar nicht kommen (Anorgasmie, Anejakulation)

Am anderen Ende des Spektrums der Orgasmusstörungen steht das Phänomen, dass Männer nicht (mehr) zum Höhepunkt kommen. Nein, das ist nicht lustig! Ewig zu können klingt für viele erst mal „gar nicht so schlimm". „Wo ist das Problem? Die können doch, so lange sie wollen!" Eben nicht! Die können nicht, so lange sie wollen. Die wollen ja kommen und können nicht. Sie juckeln, bis sie wund sind. Der Leidensdruck ist hoch! Das Gefühl, keine Kontrolle zu haben, unbedingt kommen zu wollen, es aber nicht zu schaffen, führt in der Regel zu dem, was das Problem macht, und so sind wir in einem Teufelskreis. Hä?

Von vorne! Es ist ein Riesenunterschied zwischen Etwas-Machen (juckeln) und Etwas-geschehen-Lassen (Orgasmus haben). Kennst du diese 3D-Bilder? Zuerst sieht man nur farbige Punkte und dann – bäm! – sieht Mann ein schwarz-weißes Bild in 3D! Vor Schreck verliert man es gleich. Ein bisschen suchen, dann kommt es wieder. Oder ein noch einfacheres Beispiel: die Kupplung kommen lassen und Gas geben! Du machst es automatisch, „es" geschieht. Aber du hast es irgendwann mal gelernt.

Was hat das mit Orgasmen zu tun und wie macht Mann denn jetzt sein Orgasmusproblem? Das typische Alter für dieses Problem fängt so ab Ende 30/Anfang 40 an. Mit häufigem Pornokonsum kriegt Mann es auch früher hin. Das ist eine typische Nebenwirkung des archaischen und mechanischen Erregungsmodus. Die Stimulation erfolgt durch schnelles Reiben mit mehr oder weniger Druck. Als erotische Nutzfläche wird (fast) ausschließlich der

Penis genutzt. Die Aufmerksamkeits liegt vor allem im Visuellen, indem Bilder/Filme oder innere Bilder/Filme, also Fantasien angeschaut werden.

Experiment (gleich hier und jetzt): Mache einen Unterarm frei und reibe mit deiner Handfläche über die Haut, während du liest. Das müsste eigentlich ohne große Störung des Leseflusses gehen (wenn das Buch nicht zu sehr wackelt). Dann richte deine Aufmerksamkeit auf die Haare, die aus deiner Haut kommen. Ja, nur die Haare. Dazu musst du etwas weniger Druck machen. Richte deine Wahrnehmung auch auf die Haut. Also wieder etwas mehr Druck. Wirst du dabei langsamer? Langsamkeit hilft nämlich beim Spüren. Dann fühle mal, was unter der Haut ist: Da gibt es jede Menge Gewebe, Muskeln, Bänder zu spüren. Und wenn du noch mehr Druck machst, kannst du das Gewebe auch verschieben und die Knochen spüren. Wo ist deine Aufmerksamkeit jetzt? Kannst du dem Text genauso gut folgen wie vorher?

In der Regel ist unsere Aufmerksamkeit begrenzt. Eine mechanische Bewegung kann im Autopilot erfolgen, ohne Aufmerksamkeit. So wie du die Pedale beim Autofahren benutzt: automatisiert. Für das bewusste Fühlen einer Bewegung brauchen wir dagegen unsere volle Aufmerksamkeit.

Bezogen auf Sex: Im Laufe des Älterwerdens verändern sich die sexuellen Reaktionszyklen. Die gute Nachricht ist: Alle Funktionen bleiben lebenslang erhalten. Die schlechte Nachricht: Es dauert immer länger. Deswegen hat auch jede Lebensphase eine typische Sexualität. Wer mit 50 die gleichen Maßstäbe anlegt wie mit 20, entwickelt ziemlich sicher ein Problem.

Wer mit 50 die gleichen Maßstäbe anlegt wie mit 20, entwickelt ziemlich sicher ein Problem.

Aber zurück zu unserem Penisproblem. Die Reaktionszyklen werden länger, das heißt, unser Rubbler müsste nur länger reiben, um den gleichen Effekt zu erzielen. So einfach ist es aber nicht: Die Nerven sind irgendwann überreizt! Die armen Sinneszellen haben ihr ganzes Pulver verschossen. Wie löst unser Mann das Problem? Er macht mehr desselben. Was bisher funktioniert hat, wird doch wohl auch weiterhin funktionieren, oder? Das haben wir doch schon immer so gemacht! Also mehr Reiben und schneller, mehr Druck, wahrscheinlich fester. Die Nerven sind noch schneller überreizt. Jetzt muss die Erregung über die Bilder gesteigert werden, wir sind ja schließlich kreativ: neue Bilder, neue Fantasien, noch krassere Pornos, weil Mann sich an die alte Dosis gewöhnt hat. Und so weiter und so fort. In der Selbstbefriedigung kann Mann das ziemlich lange so treiben, aber in der Partnersexualität zeigt sich das Problem deutlich früher. Oft schon ab Ende 30.

Wohin kannst du dich entwickeln? Es ist alles da, was du brauchst: Du hast Lust, du weißt, was du brauchst, um in Erregung zu kommen, deine Erektion ist da. Alles Bestens. Es fehlt die Steigerung der Erregung bis zum Point of no return. Also, „ganz einfach“: Erregungssteigerung über die Erweiterung deiner Fähigkeiten, deine Sinnesreize sexuell zu nutzen. Aufmerksamkeitssteuerung heißt das Zauberwort! Nicht nur Rubbeln und Reiben, sondern alle Sinne deiner eigenen Sinnlichkeit einbeziehen und dein Muster erweitern! Sinnvoll, oder?

Aufmerksamkeitssteuerung heißt das Zauberwort!

Braucht leider etwas Übung und damit Aufwand. Von selbst geht das nicht. Das beste Übungsfeld dazu: die Selbstbefriedigung. Bei der klappt's doch, schon klar. Aber zum Üben ideal.

Im ersten Teil hast du schon eine Menge Übungen gelernt, um zu erspüren, wie du mit sexueller Erregung im Körper umgehst. Nutze genau diese Übungen und spiele damit. Lerne, alle Sinne zu nutzen: was du riechst, was du schmeckst, was du tastest, was du hörst. Sehen kannst du schon. Mache Übung 25 (Sich ergötzen, laben und frönen) und nutze sie, wenn du dir selbst etwas Gutes tust. Bringe Bewegung und Atmung in deine Selbstbefriedigung ein. Erweitere deine Techniken. Mache dich zum sexuellen Gourmet, weg vom Fast Food. Denke auch an die Übungen 24 (Selbstbefriedigung), 30 (Eindringen) und 32 (Selbstliebe statt Wichsen).

Ja, das fühlt sich komisch und fremd an. Auch die Erektion kann sich mal verziehen. So ist das: Neue Erfahrungen sind nicht von Anfang an geil. Das muss erst gelernt werden! Und bei dieser Art des Lernens geht es nicht um Verstehen, sondern um Erfahrung im Sinne von Erleben. Wissen, wie etwas geht, ist nun mal was anderes, als es zu tun.

Übe fleißig und richte deine Aufmerksamkeit auf den Moment des Kommens. Was genau passiert kurz vor dem Point of no return? Was passiert in der Zeit zwischen dem PONR und dem Samenerguss? Was genau machen die Muskeln im Becken? Spüre hin, nimm wahr, wie es geschieht, und beobachte es einfach nur (und genieße!). Die Strategie ist: ***es geschehen lassen***, im Unterschied zu: ***es machen***.

Wenn du spüren kannst, was so alles in deinem Becken passiert, dann spiele damit. Mit einer bestimmten tantrischen Praktik kann Mann lernen, den Orgasmus mit der Beckenbodenmuskulatur wegzu„drücken“. Es gibt wirklich Männer, die das, was dir „passiert“ (besser: das, was du tust, ohne zu wissen, dass du es tust) mit Absicht üben.

Versuche mal, so als Experiment, ob du dein Problem bei der Selbstbefriedigung absichtlich machen kannst. Geht? Na super! Dann spürst du, wie du es machst, und machst es in der Partnersexualität „anders".

Ein anderes Experiment: Beobachte, wie du einschläfst. Versuchst du, das Einschlafen zu machen oder lässt du es geschehen, gibst dich hin, lässt dich fallen …?

Nochmal: Ein Orgasmus hat mehr mit *geschehen lassen* zu tun, als mit *machen*. Ja, das klingt so einfach, ist es aber nicht. Habe Geduld. Wie kommt ein Musiker in die Carnegie Hall? Üben, üben, üben …

*Ein Orgasmus hat mehr mit **geschehen lassen** zu tun, als mit **machen**.*

Penisprojekt 4: Er zieht sich zurück (erektile Dysfunktion)

Stell dir vor, du fährst mit einem Auto durch die Gegend und das Öllämpchen leuchtet rot auf. Alarm! Alarm! Es meldet einen Zustand an. Welchen wohl? Du fährst in die nächste Werkstatt und gibst den Auftrag, die Lampe zu überprüfen, die leuchtet nämlich einfach so auf, die ist wahrscheinlich kaputt. Klingt das sinnvoll? Nein!

Anderes Beispiel: Du hast Sex und bekommst eine Erektion. Eine Erektion entsteht als „natürliche" Reaktion auf sexuelle Erregung. Die Erektion geht plötzlich weg. Jetzt gehst du zum Arzt (= Werkstatt) und bittest darum, deinen Penis (= Öllämpchen) zu kontrollieren, weil er wahrscheinlich kaputt ist. Klingt das sinnvoll? Nein (und ein bisschen Ja).

Es hat durchaus Sinn, medizinische Ursachen im Sinne einer Krankheit auszuschließen. Das solltest du tun. Ausschließlich sexualtherapeutisch an eine körperliche Krankheit heranzugehen ist ebenso wenig sinnvoll. Der Kontrollgang zum Urologen ist unvermeidlich. Wenn es bei der Selbstbefriedigung klappt, wenn du nachts oder morgens spontane Erektionen hast, dann ist das schon mal ein erstes Anzeichen dafür, dass die körperlichen Funktionen auch intakt sind. Aber zur Sicherheit ab zum Arzt.

Eine Erektion zeigt sexuelle Erregung an, das heißt, keine sexuelle Erregung = keine Erektion. Vielen Männern ist aber nicht klar: Sexuelle Erregung ist ein körperlicher Zustand. Kopfgeil zu sein, also Sex haben zu

Kopfgeil zu sein, also Sex haben zu wollen, ist eine Sache, sexuell erregt zu sein, eine Erektion zu haben, ist was anderes.

wollen, ist eine Sache, sexuell erregt zu sein, eine Erektion zu haben, ist was anderes.

An dieser Stelle hat es dann eben keinen Sinn, auf Teufel komm raus nach körperlichen Krankheiten zu suchen. Gute Urolog*innen wissen das und verweisen dann an Psychotherapeut*innen. „Körperlich ist alles in Ordnung, Herr Meier, das sitzt im Kopf. Gehen Sie mal zum Psychologen."

Das Problem sitzt eben nicht nur im Kopf: Der Kopf gehört nun mal zum Körper. Sex ohne Körper geht nicht. Was nicht heißt, dass der Körper eine Störung hat, wenn der Penis den Schwanz einzieht. Der Körper funktioniert tadellos, aber ohne ausreichende Erregung keine Erektion. Mehr Bremse als Gas und das Auto steht.

Praxisbeispiel

Herr Maier, Mitte 40, kommt mit der selbstgestellten Diagnose einer erektilen Dysfunktion, er nennt es Impotenz. Bei genauerer Befragung stellt sich heraus, wie das Liebesspiel mit seiner Frau aussieht. Bevor er in sie eindringt, bringt er sie per Cunnilingus (er leckt sie) zum Orgasmus. Das ist clever, ist doch ein Orgasmus eine prima Methode, eine Vagina für das Aufnehmen eines Penis vorzubereiten. Wie leckt er sie? Sie liegt mit aufgestellten Beinen auf dem Bett, er auf gleicher Höhe vor ihr. Das heißt, er muss seinen Kopf in sein Genick legen. Seine Frau braucht viel Druck an ihrer Vulva und ihrem Kitzler – Herr Maier gibt sich also ordentlich Mühe und macht reichlich Druck mit seinem Hals und seiner Zunge. Frau Maier braucht ca. 15–20 Minuten, bis sie zum Höhepunkt kommt. Jetzt ist der Moment gekommen, wo er in sie eindringen will. Weil er nämlich sehr rasch zum Orgasmus kommt, würde er gern auf den Orgasmuswellen seiner Frau zu seinem eigenen Höhepunkt surfen. Der Plan ist nachvollziehbar und ebenfalls clever als Strategie für Zu-früh-Kommer. Aber mal ehrlich: Kann das funktionieren? Vielleicht mit Anfang 20, aber mit Mitte 40? Mit überstrecktem Hals auf der Matratze liegen, mit dem Hals und der Zunge Druck aufbauen und das 15–20 Minuten lang? Ich habe es ihm – etwas übertrieben – vorgemacht und wir konnten beide herzhaft lachen. Hey, nicht umsonst heißt es Blow-**JOB**, das ist harte Arbeit. Dass dabei sein Penis schlaff wird, ist absolut normal. Sein Problem bestand eigentlich darin, dass er zu früh kommt, samt der irrigen Überzeugung, er könnte seine Erektion 15–20 Minuten beim hingebungsvollen – aber unbequemen – Lecken aufrechterhalten. Früher ging es ja auch, sagte er.

Praxisbeispiel

Herr Meyer, Ende 40, klagt auch über schwindende Erektionen. Manchmal wird er erst gar nicht steif, manchmal verliert er mittendrin die Erektion. In der Selbstbefriedigung klappt alles. Wie sieht der Partnersex aus? Seine Frau „mache sich zurecht", sagt er, also fürs Schlafen, nicht für den Sex, dann stelle sie sich ihm zur Verfügung und mache den Seestern (= sich auf den Rücken legen und alle Viere von sich strecken). Für ihn sei es „wie onanieren". Manchmal hat er Lust auf diese Art der Selbstbefriedigung, meistens nicht. Er kommt nicht in Erregung. Sein Penis wird nicht steif. Ist das eine erektile Dysfunktion? Oder funktioniert sein Penis völlig korrekt und er hat eine Erregungsstörung, weil er nicht in Erregung kommt? Er könnte lernen, den Körper seiner Frau zu erotisieren, ohne dass sie groß beteiligt ist. Das wollte er nicht – verständlicherweise. Oder geht es um mangelnde Paarkommunikation und er müsste lernen, seiner Frau seine Wünsche zu kommunizieren? Das wollte er auch nicht. Er wollte doch einfach nur eine Erektion!

Ganz wichtig ist es also genau hinzuschauen, wann und wie die sogenannte Erektionsstörung zustande kommt. Oft hängt es zusammen mit:

- dem körperlichen Zustand (zu angespannt oder zu schlaff. Nicht der Penis, sondern der Mann, der dranhängt!),
- einer ausgebliebenen Lernerfahrung, die Wahrnehmungen der Sinne bewusst erleben zu können,
- der ausgebliebenen Lernerfahrung, diese Sinnesreize für sexuelle Erregung nutzen zu können,
- einem überhöhten Leistungsideal,
- einer Unkenntnis des eigenen Körpers samt seiner Sexual- und Lustfunktion,
- einer ausgebliebenen Lernerfahrung, über Sexualität mit einer Partnerin (einem Partner) zu reden,
- der Art und Weise des gemeinsamen Liebesspiels.

Jeder Mann, der Schwierigkeiten mit seiner Erektion hat, kennt die zwei Besonderheiten dieses Themas:

Die Angstspirale

Hat Mann auch nur einmal die Erfahrung gemacht, dass die Erektion unkontrolliert verloren geht, zieht es die Aufmerksamkeit magisch an. Beim nächsten Versuch wird der Penis permanent gescannt: „Wie hart ist das Ding diesmal?“ Im Vorfeld überwiegt noch die Hoffnung, aber ein mulmiges Gefühl ist da. Wird es klappen? Im Organismus des Mannes laufen dann zwei Prozesse gleichzeitig ab. Die Erregung und die Lust auf Sex mit der Partnerin (dem Partner) funktionieren als Gaspedal für die genitale Erregung mitsamt ihrem körperlichen Ausdruck, der Erektion. Die Sorge, ob es klappt, und die Angst vor dem Versagen bilden die Bremse, die den Körper dazu bringt, in den Kampf-oder-Flucht-Modus zu schalten. Ob Kämpfen oder Fliehen, die Erektion stört. Je nachdem wie die innere Schlacht zwischen Lust und Angst ausgeht, bleibt die Erektion bestehen – oder eben nicht.

Sollte es noch einmal nicht klappen, ist die Angstspirale für das nächste Mal schon stabil aufgebaut: Die eigenen Leistungsansprüche führen zur Angst vor dem Versagen, die Befürchtung siegt über den Mut und die Hoffnung, der Organismus bremst und die Erektion ist weg.

Dieser Zyklus baut sich sehr schnell auf – und ist leider auch ziemlich stabil. Mit der Konsequenz, dass Mann es nicht nur mit dem ursprünglichen Erektionskiller zu tun hat (der völlig harmlos sein kann), sondern dass er jetzt auch noch gegen diese Angstspirale ankämpfen muss. Die Macht und Stärke dieses Negativkreislaufs kommt aus der engen Verbindung zwischen Erektion und Männlichkeit.

Der ursprüngliche Erektionskiller kann völlig harmlos sein.

Die Verbindung mit männlicher Identität: erigo ergo sum – steht er, so bin ich!

Das Thema erektile Dysfunktion (ED) bringt unsere männliche Identitätskonstruktion auf den Punkt – und manchmal auch zu Fall. Beim Mann-Werden kommt dem Spiel mit dem an- und abschwellenden Penis eine große Bedeutung zu. Ist es beim kleinen Jungen noch die Möglichkeit, sich damit zu trösten und sich selbst zu „befrieden“, so wird es im Lauf der Pubertät und des jungen Erwachsenenlebens eine Säule des Selbstwertes, um als Mann männlich zu sein (siehe dazu auch Kapitel 3 über männliche Sozialisation). Bekommt diese Fähigkeit zur Aufrichtung des Penis samt der gefühlten Männlichkeit ein Problem, so ist das kein kleines, sondern eine existenzielle Krise, die den Selbstwert als Mann betrifft. Deshalb ist eine ED etwas komplett anderes als ein Heuschnupfen oder eine Laktose-Intoleranz.

Das Gefühl, ein „richtiger" Mann zu sein, hängt also eng mit der Erektionsfähigkeit zusammen. Gibt es ein Problem mit der Erektion, wirkt sich das auf das Gefühl der eigenen männlichen Identität aus. Umgekehrt genauso: Gibt es ein Problem mit dem Gefühl, ein ganzer Kerl zu sein, hat das Auswirkungen auf die Erektionsfähigkeit.

Das Gefühl, ein „richtiger" Mann zu sein, hängt eng mit der Erektionsfähigkeit zusammen.

Bei den Sexualtherapeut*innen heißt es: Die Potenz eines Mannes fängt da an, wo seine Erektion aufhört. Das heißt, auch wenn der Penis sich mal zurückzieht, ist das noch lange kein Grund, den Schwanz einzuziehen. Mann hat immer noch Eier in der Hose. Das ist leicht gesagt, wenn es niemanden gibt, der dem betroffenen Mann Mut macht und ihm aus der Hoffnungslosigkeit hilft, der ihm Wege zeigt, die über ein Schulterklopfen und das Verschreiben eines Potenzmittels hinausgehen. Der Satz der Sexualtherapeut*innen hat aber auch seine Berechtigung: Männliche Potenz, im Sinne von Stärke, zeigt sich im Umgang mit dem Problem. Wir schauen mal, was so geht.

Der häufigste Fall in meiner Praxis ist der, dass es bei der Selbstbefriedigung klappt, aber in der Partnersexualität nicht. Warum das so ist, lässt sich leicht erklären: In der Selbstbefriedigung gibt es keinen Leistungsdruck. Kein Leistungsdruck, keine Versagensangst. Ein großes Hindernis fällt schon mal weg. Dazu kommt noch, dass in der Selbstbefriedigung die gut antrainierte Stimulationspraktik zum Einsatz kommt. Da weiß Mann, was Mann hat!

Ist auch die Selbstbefriedigung betroffen, hat das (meistens) einen der folgenden Gründe:

- Es liegt eine körperliche Krankheit vor, die zu Erektionsstörungen führt (oder Mann muss Medikamente mit dieser Nebenwirkung nehmen, z. B. Psychopharmaka).
- Die Angstspirale ist so weit fortgeschritten, dass sogar bei der Selbstbefriedigung die Versagensangst auf die Bremse tritt. Dann wird auch das „Kontrollwichsen" (Geht's noch?) zum Misserfolg.
- Der Mann hat gelernt, sexuelle Erregung nur über emotionales Andocken an eine Partnerin (einen Partner) zu erleben, die pure sexuelle Erregung ohne Liebesgefühl macht ihn nicht geil.

Natürlich kann Mann auch Flöhe **und** Läuse haben. Soll heißen, die Gründe schließen sich nicht gegenseitig aus.

Ist auch die Selbstbefriedigung betroffen, ist die Katastrophe komplett und die Verzweiflung riesig.

Wie macht Mann eine Erektionsstörung?

Stellen wir mal wieder meine Lieblingsfrage nach dem „Wie?". Wie macht Mann eine Erektionsstörung? Die Geschichte mit der Angstspirale ist klar. Aber was spielt noch eine Rolle? Drei Faktoren sind wichtig:

a) Gefühl der Geschlechtszugehörigkeit

Ich wiederhole es gern: Das Gefühl, ein „richtiger" Mann zu sein, der geschlechtsbezogene Selbstwert, ist einer der Grundpfeiler für die Erektionsfähigkeit. Auch umgekehrt wird ein Schuh draus: Die Sicherheit, sexuell zu „funktionieren", potent zu sein, stützt das Gefühl, ein ganzer Kerl zu sein.

Das Gefühl, ein „richtiger" Mann zu sein, ist einer der Grundpfeiler für die Erektionsfähigkeit.

Je mehr Mann zu den Extrempositionen unsicherer Männlichkeit neigt, desto wackliger wird die Erektion. Der Macho muss sich seine Männlichkeit permanent beweisen, indem er seine Stärke und Überlegenheit demonstriert. Das wird auf Dauer ziemlich anstrengend. Der Verschmelzer ist bemüht, bloß nicht zu (klassisch) männlich zu sein, weil er damit die Gunst seiner*s Angebeteten verliert und allein und verlassen zurückbleibt (glaubt er zumindest).

Jaja, das sind Klischees und Extrempositionen. Ich übertreibe, um das Problem deutlich zu machen. Beiden gemeinsam ist: Diese Männlichkeitskonstruktionen sind sehr instabil. Das Leben bietet nun mal zu viele verschiedene Herausforderungen, bei denen diese Strategien überfordert sind, z. B. Beziehungen, Trennungen, Krankheiten, einfach der ganz normale Wahnsinn – und dann kracht das Kartenhaus zusammen.

b) Genitalität („unten")

Mit Genitalität meine ich die Fähigkeit, das Gefühl der Geschlechtszugehörigkeit in der Sexualität zum Ausdruck zu bringen: Sich lustvoll und stolz als Mann in Erregung zeigen zu können, mit sexuellen Wünschen, Bedürfnissen und Fähigkeiten.

In der Regel funktionieren Liebesbeziehungen nicht, wenn es ausschließlich um das reine sexuelle Funktionieren geht.

Das ist die Ebene der Sexualfunktionen. Klappt's? Oder eben nicht. Hat die reine Sexualfunktion keine Verbindung zur Emotionalität, wird es auf Dauer einsam. In der Regel funktionieren Liebesbeziehungen nicht, wenn es ausschließlich um das reine sexuelle Funktionieren geht. Auch die körperlichen Prozesse im Lauf des Lebens, das Altern, fordern ihren Tribut. Wenn es nicht gelingt, die eigenen Leistungsansprüche an die körperlichen Voraussetzungen anzupassen, wird die Versagensangst immer größer und die Angstspirale nimmt ihren Lauf.

c) Emotionalität („oben")

Emotionalität ist die Fähigkeit, sich emotional einzulassen: einfühlsam und mitfühlend sich selbst **und** anderen gegenüber zu sein, sich verletzlich **und** stark zeigen zu können.

Auch hier gilt: Die Menge macht das Gift. Ein Zuviel an Emotionalität geht in der Regel einher mit dem Wunsch nach Verschmelzen, nach Eins-Werden. Dieses Gefühl kann geil sein, Mann kann das durchaus erotisieren. Der Haken daran ist, wie schon oben beschrieben: Es droht die Selbstaufgabe, die Selbst-Losigkeit. Wie ein Vampir das Blut eines Opfers braucht, braucht ein solcher Mann ein Gegenüber, um sich mit Verschmelzungs-Lust vollsaugen zu können. Das macht abhängig. Erschwerend kommt hinzu, dass die Opfer sich auf Dauer nicht geliebt, sondern benutzt fühlen. Dann fliegt der Lustvampir raus aus dem Harmonieparadies und kommt, samt Erektion, in die Krise.

Zu wenig an Emotion ist auch nicht wirklich hilfreich: siehe oben bei „unten" – ohne Gefühle geht es halt genauso wenig.

Das klingt, als wäre es ganz schön kompliziert, eine Erektionsstörung zu machen, oder? In Wirklichkeit fühlt es sich so an, als geschehe es ganz von selbst.

Wie kommt Mann denn jetzt raus aus der Angstspirale und aus der Dynamik im Hintergrund?

Auswege: Make your penis great again!

Was die Angstspirale angeht, empfehle ich, erst mal eine Paarerotik zu entwickeln, in der es nicht um Verkehr geht. Natürlich fühlt sich das zuerst als Notlösung an: „Naja, ich kann ja eh nicht, also mache ich aus der Not eine Tugend; dann kuscheln wir eben." Nein, es geht nicht um Kuscheln, es geht um richtigen Sex, nur ohne Verkehr! Hä, aber Sex ist doch Verkehr!?

Es geht nicht um Kuscheln, es geht um richtigen Sex, nur ohne Verkehr!

Der Haken an der Überzeugung, Sex ohne Verkehr sei kein richtiger Sex, ist, dass du deinen (bzw. ihr euren) Sex von deiner Erektion abhängig machst. Das hat dein Penis wirklich nicht verdient, oder? Der ist eh schon im Stress, und jetzt auch das noch. Merkst du, wie viel Druck auf deinem Penis lastet? Willst du das einem guten Freund zumuten?

Ja, es ist schwierig, die erotische Speisekarte zu erweitern. Und es braucht euch beide dafür. Guter Sex ist nun mal Teamwork. Also: Küsst euch, macht's euch mit dem Mund, mit den Händen, mit allem was euch einfällt. Lasst es euch gut gehen, folgt eurer Lust.

Deine Partnerin (dein Partner) will aber unbedingt, das was reinkommt? O. K., dann benutzt Spielzeug. Es gibt Unmengen von Dildos und Vibratoren, da ist garantiert auch einer dabei, der für euch in Frage kommt. Ja nein, das will sie (er) aber nicht! Hm, du willst (sollst?!) schwimmen lernen, es muss aber gleich Delfin sein! Hey, Mann, du bist nicht allein dafür verantwortlich, dass der gemeinsame Sex gut ist!

Oder willst *du* keinen Sex ohne Verkehr? Weil alles andere als Vögeln dich immer an dein „Versagen" erinnert? In dem Fall machst du dir den Druck selbst. Damit sind wir bei der Dynamik im Hintergrund.

In welchem Thema findest du dich wieder? Bist du eher „oben" (ein Schmusebär), oder eher „unten" (ein Sportficker) oder etwas dazwischen (ein Zwischi)? Wenn du dich einem der Pole oben–unten zuordnest, sollte deine Entwicklung sich zum anderen Pol bewegen. (Und flexibel bleiben, sonst springst du aus der Pfanne ins Feuer.) Bist du ein Zwischi, geht es darum, beide Seiten in dir zu vereinen.

Der Schmusebär

Übe dich in Macho-Qualitäten. Ich habe das schon an einigen Stellen beschrieben, wiederhole es aber gern wieder.

- *Nein* ist ein ganzer Satz. Riskiere es, unbequem zu werden. Im Alltag, im Job (dosiert!), in der Liebe. Wenn du am Anfang übers Ziel hinausschießt: Das gehört dazu! Ein Pendel schlägt auch erst auf die andere Seite aus, bevor es eine Mitte findet. Nimm es als Fortschritt, selbst wenn es sich zuerst schwierig anfühlt.

Riskiere es, unbequem zu werden.

- Sei eigensinnig, eigenwillig, eigenverantwortlich, einfach „eigen". Ja, ich weiß, das ist einfach gesagt. Wichtig ist, dass du damit anfängst. Es wird immer leichter. Auch hier gilt: Übung macht den Meister.

- Übe in der Selbstbefriedigung deiner Lust nachzugehen. Werde zum Gourmet der Selbstliebe und lasse den Wichser hinter dir. Ideen dafür findest du z. B. in den Übungen 24, 25, 32.
- Weiter unten stehen Übungen für Paare, die ihr gemeinsam machen könnt.

Der Sportficker

Übe dich in Verschmelzer-Qualitäten.

- Beobachte, in welchen Alltagssituationen du denkst, besser sein zu müssen als andere. Lass anderen den Vortritt auf Platz eins. Wie fühlt sich das an? Hältst du es aus?
- Überrasche deine Umwelt damit, dass du dich für sie interessierst. Frage nach, wie es deinen Mitmenschen geht, was sie spüren, fühlen, denken. Bringe keine Lösungsvorschläge, erkläre nicht die Lösung, sondern frage nach, höre zu, staune und lerne, wie viele Möglichkeiten es gibt, die Welt zu erleben und zu beschreiben.

Überrasche deine Umwelt damit, dass du dich für sie interessierst.

- Überrasche deine Liebsten, indem du mal was Neues machst: Von Müll rausbringen bis Frühstück ans Bett – es muss nichts Großartiges sein. Und poste nicht gleich ins Netz, welche Heldenleistungen du vollbracht hast. Mache es für einen Menschen, der dir wichtig ist (und für dich).
- Übe dich in Selbstlieberitualen: Tue dir was Gutes. Nicht schnell abspritzen und fertig. Spiele mit dir und genieße deine Erregung.
- Für die Paarsexualität stehen unten Übungen, die für Paare reizvoll sein können.

Der Zwischi

Du hast schon beides drauf? Du hältst sowohl emotionale Nähe aus als auch körperliche? Du kannst Sportsex genauso genießen wie Verschmelzungssex? Super. Mit der gleichen Frau (dem gleichen Mann)? Sind beide Teile von dir verbunden? Das heißt nicht, dass dabei eine monogame Dauerbeziehung rauskommen muss. Es heißt nur, dass beide Seiten von dir da sein dürfen und du nicht jeweils eine ausblenden musst.

Lass beide Seiten von dir da sein!

Experimentiere damit:

- Zeige dich in deiner Liebesbeziehung mit deiner Lust und deiner Geilheit.
- Zeige deiner Sexpartnerin (deinem Sexpartner) deine andere Seite, in der es auch um Gefühle der Verbundenheit und Zärtlichkeit geht.
- Überrasche deine Mitmenschen mit der Seite, die du ihnen normalerweise nicht so häufig zeigst.
- Spiele in der Selbstliebe mit beiden Qualitäten.
- Für den Partnersex: Probiere die nachfolgenden Übungen für Paare aus.

Übungen für Paare

Ob Schmusebär, Sportficker oder Zwischi, diese Übungen sind für Paare gedacht und verändern die klassischen Spielregeln eines Liebesspiels.

- „Jeder kümmert sich um den anderen, dann ist für alle gesorgt." wird zu „Jeder ist für sich selbst, für die eigene Lust und den eigenen Orgasmus verantwortlich." Dann ist auch für alle gesorgt. Heißt nicht, dass man es sich selbst macht, sondern dass Mann (und Frau) sagt, was er*sie will.

Jeder ist für sich selbst verantwortlich.

- „Sex ist spontan. Er ergibt sich" wird zu „Sex auf Verabredung, mit Planung".
- „Sex = Geschlechtsverkehr" wird zu „Sex = gemeinsam lustvoll und geil sein" – mit und ohne GV.
- „Orgasmus muss dabei sein" wird zu „Orgasmus kann dabei sein, muss aber nicht. Und wird auch mal absichtlich weggelassen."

Übung 37: Gastgeber*in

Hier gibt es zwei klare Rollen: eine Gastgeberin (einen Gastgeber) und einen Gast. Erinnert euch an die Zeit, als es noch zwei getrennte Wohnungen gab (falls jede*r seine eigene Wohnung hat, ist das sowieso euer Alltag). Der Gastgeber (die Gastgeberin) gestaltet die Bedingungen, bereitet das Treffen vor und hat einen groben Plan, wie der Abend so laufen könnte (z. B. Essen, Badewanne, Titanic schauen, Bier aus Bauchnabel …) Er*sie ist nicht für das Gelingen des Treffens verantwortlich, aber für die Bedingungen. Er*sie macht die Vorschläge und (ver-)führt.

Überlegt euch vorher, wie lange das Spiel gehen soll. Einen ganzen Tag zu gestalten ist etwas anderes als zwei Stunden.

Übung 38: Das Kammerspiel

Das Kammerspiel braucht etwas Vorbereitung. Jede*r von euch schreibt (allein!) ein Drehbuch für eine Sexszene von ungefähr 10–15 Minuten Dauer. Ein Drehbuch beinhaltet exakte Regieanweisungen: Wer sagt wann was wie zu wem? Wie ist die Reaktion darauf? Was macht der eine mit der*m anderen und was entsteht daraus? Macht es genau, mit Text und mit Anweisung, wie der Text rüberkommen sollte! Deshalb auch nur 10–15 Minuten. Da kommt schon ordentlich Drehbuch zusammen.

Es geht nicht um irgendeine Fantasie, sondern eine Szene, die mit euch beiden vorstellbar ist. Ihr kennt euch, ihr wisst, was zumutbar ist und wo die Grenzen sind. Geht beim Schreiben an die Grenzen und ein kleines Stück darüber hinaus. Kommt raus aus der Komfortzone und zeigt euch.

Kommt raus aus der Komfortzone und zeigt euch!

Dann besprecht miteinander die beiden Drehbücher. Aber jedes einzeln, werft sie nicht in einen Topf. Es sind zwei, also macht keinen (faulen) Kompromiss daraus. Bringt jedes Drehbuch in eine Form, die ihr nachspielen könnt. Handelt aus, auf was ihr euch einlassen könnt und wollt – und auf was nicht. Handelt so lange, bis jede*r von euch sagen kann: In Ordnung, ich bin dabei, das probiere ich aus.

Und dann spielt diese Szenen durch. Geht in die Rollen und füllt sie aus. Spielt, so wie ihr als Kinder Cowboy und Indianer gespielt habt (oder was auch immer ihr gespielt habt). Sex ist eine ernste Sache, aber es darf dabei gelacht werden. Wenn der Text vergessen wird, darf der*die andere auch soufflieren.

Ist die Szene einmal gespielt, ist sie aus dem Rennen, es gibt keine Wiederholung. Ihr habt zwei Drehbücher, jetzt kommt erst mal das andere Stück dran. Lasst euch genügend Zeit dazwischen!

Wenn ihr die Übung wiederholen wollt, schreibt neue Szenen.

Übung 39: Regisseur*in

Diese Übung liegt vom Schwierigkeitsgrad her zwischen den ersten beiden. Wieder gibt es klare Rollen, eine*n Regisseur*in (der*die selbst mitspielen darf) und eine Schauspielerin (einen Schauspieler). Der Regisseur hat den Plan im Kopf, was passieren soll. Es ist mehr als ein Vorschlag in der Rolle des Gastgebers (der Gastgeberin), aber weniger als eine genaue Anleitung wie im Kammerspiel. Zum Beispiel sagt er*sie: „Wir lassen uns ein schönes Bad ein, ich habe schon Kerzen bereitgestellt und Rosen gestreut, wir seifen uns ein und duschen uns ab, dann verwöhne ich dich auf dem Bett." Der Regisseur (die Regisseurin) ist dann eben auch verantwortlich dafür, dass die Heizung im Schlafzimmer an ist, die Bügelwäsche rausgestellt ist und es nach Liebesnest aussieht, nicht nach Nutzraum mit Schlafecke. Der Schauspieler spielt mit, natürlich innerhalb seiner*ihrer Grenzen. Wie beim Improvisationstheater gibt es kein striktes Nein. Das heißt, statt Stoppschildern sollten Umleitungen und Wegweiser aufgestellt werden wie: „Ich will nicht hier und so angefasst werden, sondern da und so." Das ist nicht einfach, aber die Übung soll euch beide mit euren Grenzen spielen lassen.

Für alle diese Übungen braucht ihr eine spielerische Grundhaltung. Ihr dürft über euch gemeinsam lachen, ihr dürft über eure Verlegenheiten lachen, über eure Unbeholfenheit, über was auch immer. Dieses Lachen ist dafür da, dass ihr die Aufregung besser aushaltet. Aber lacht euch nicht aus. Das ist ein schmaler Grat und das macht die Übungen riskant. Die Kammerspielübung ist diesbezüglich noch die sicherste, weil vorher klar ist, wer was macht. Da ist der Aushandlungsprozess das Schwierige.

Für alle Übungen macht ihr vorher einen Termin. Überlasst es nicht dem Zufall! Und macht klar, wie lange euer Date sein soll. Fangt lieber mit kurzen Einheiten (30 oder 60 Minuten) an. Weniger ist oft mehr!

Übung 40: Berührungsgeschenk

Die Rollen sind in Geben und Nehmen aufgeteilt: Eine*r gibt, eine*r nimmt. Das Nehmen heißt aber nicht, einfach nur rumliegen und machen lassen. Das Nehmen ist ein aktives Erspüren der Berührung. Es geht nicht um eine Wellnessmassage. Die ist auch schön, aber Sinn und Zweck dieser Übung ist es, dass der*die Gebende dem*der Empfangenden ein „Berührungserlebnis" anbietet. Mit Einbezug der Geschlechtsorgane, was nicht heißt, dass es bis zum Orgasmus gehen muss. Wenn ihr wollt, könnt ihr den auch mal von vornherein ausschließen und ausprobieren, wie es sich anfühlt, wenn Mann (oder Frau) die Erregung mit in den Alltag nimmt.

Das Nehmen ist ein aktives Erspüren der Berührung.

Der*die Gebende hat die Aufgabe, dem*der anderen das Erleben verschiedener Berührungsqualitäten zu ermöglichen. Das Spektrum reicht von ganz zart, nur die Härchen auf der Haut berühren, über sanftes Streicheln der Haut, behutsames Verschieben bis zum Tasten des Gewebes unter der Haut, oder auch, mit kräftigem Druck in die Tiefe zu gehen. Fragt den*die Empfangende*n nicht: „Ist das gut so? Gefällt dir das?" Da bekommt ihr nur Ja- oder Nein-Antworten. Fragt: „Wie ist es angenehmer: so oder so?" und bietet Vergleiche an. Der*die Empfangende kann mit Worten antworten, er*sie kann aber auch mit Tönen und Bewegungen sein*ihr Wohlgefallen kundtun.

Der Unterschied zur Seestern-Übung (Übung 29) ist das „aktive Passiv-Sein" der*des Empfangenden.

Probiert aus, wie es sich anfühlt, wenn ihr nicht direkt die Rückrunde anschließt, wenn es einseitig bleibt. Und wie es ist, wenn ihr nicht mit dem üblichen Liebesspiel weitermacht, sondern diese Erfahrung mal als solche stehen lasst.

Sinn und Zweck dieser Paarübungen ist nicht, dass dabei „Supersex" mit kosmischen Orgasmen rauskommt. Es geht darum, dass ihr mit dem Medium Sex spielt und eure erotische Speisekarte erweitert. Dann wird Sex zur Erotik.

Wenn wirklich nichts mehr geht

Es kommt vor, dass aus körperlichen Gründen keine Erektion mehr möglich ist. Das kann die unterschiedlichsten Ursachen haben: Erkrankungen (beispielsweise Diabetes, Multiple Sklerose, Prostatakrebs, Schlaganfälle …), manche Medikamente (z. B. Antidepressiva, Blutdrucksenker), Unfälle. Einige davon verhindern eine Erektion in jedem Fall, manche davon fast immer und andere machen es „nur" unberechenbar.

Hintergrund ist immer eine schwerwiegende – oft lebensbedrohliche – körperliche Erkrankung, z. B. Prostatakrebs, die häufigste Krebsart bei Männern. Ein Urologe brachte es auf den Punkt: „Was wollen Sie? Ficken oder Leben?" Klar, auf diese einfache Formel gebracht sieht es aus wie ein Entweder-oder-Problem: entweder mit Prostata und Erektion noch eine Zeit lang weiterleben oder eben ohne Prostata und Sexualität noch viele Jahre haben. Und so schwarz-weiß gehen tatsächlich viele Männer nach einer Prostataentfernung mit ihrer Sexualität um. Sie schütten das Kind mit dem Bade aus und verabschieden sich komplett von jeder Form der Erotik. Weil auch Zärtlichkeiten und Körperkontakt an das Verlorene erinnern, werden die ebenfalls vermieden. Der Leidensdruck hängt davon ab, wie die Sexualität vor der Operation aussah. Paare, die keine Sexualität miteinander gelebt haben, verlieren natürlich weniger als Paare mit einer lebendigen Erotik. Deren Verlust ist groß und die betroffenen Männer samt Partner*innen leiden oft sehr.

Betroffene jeder körperlichen Erkrankung stehen vor der schwierigen Aufgabe, einen Umgang mit der körperlichen Einschränkung zu finden. Das ist hart, weil es kein Problem gibt, das Mann „lösen" kann. Es geht darum, mit einem Zustand klarzukommen – sich an die Situation anzupassen!

Was tun, wenn der Körper eine eindeutige Grenze setzt?

Bisher war das Thema, körperliche Fähigkeiten zu entwickeln und ungenutzte Potenziale zu entdecken, jetzt geht es darum: Was tun, wenn der Körper eine eindeutige Grenze setzt? Das Projekt ist also, eine Erotik zu entwickeln, die ohne Erektion geil und körperlich wie emotional befriedigend ist. Puh, keine leichte Aufgabe – aber möglich.

Der erste Schritt besteht in einer Akzeptanz und Annahme der neuen Situation. Du kannst sie nicht ändern, also musst du damit leben lernen. Wie kannst du die neue Situation nicht einfach nur überleben, sondern wieder in dein (Sex-)Leben zurückfinden? Am Anfang steht eine Phase des Trauerns. Wenn es um Loslassen, um Abschiednehmen geht, ist Trauern der Prozess, mit dem der Organismus wieder in ein Gleichgewicht kommt. Trauer ist ein körperlicher Zustand – mit entsprechenden Gedanken und Gefühlen – den es braucht, um mit dem Verlust fertigzuwerden. Dieser Prozess fordert seine Zeit und es gibt kein Rezept dafür.

Am Anfang steht eine Phase des Trauerns.

Vielen hilft ein Abschiedsritual. Beerdigungen, Gedenktage, Denkmäler sind Rituale, die unsere Gesellschaft zur Verfügung stellt. Für Abschiede von Fähigkeiten, Gesundheit oder Überzeugungen gibt es keine Vorbilder. Also erfinde dein eigenes Ritual, eines, das zu dir und für dich passt. Was dafür hilfreich sein kann, sind z. B.:

- Ein Gegenstand, den du zu deinem Symbol machst für das, von dem du dich verabschieden musst.
- Eine Handlung, mit der du diesen Gegenstand mit Bedeutung für dich „auflädst".
- Eine Aktion mit diesem Gegenstand, zum Beispiel: erst mal einen passenden Platz suchen, ihn noch eine Zeit lang besitzen und dann, wenn du fühlst, du kannst dich lösen, den Gegenstand wegtun (vergraben, verbrennen, was auch immer).
- Zeug*innen dazu nehmen. Rituale haben mehr Gewicht in Gemeinschaft. Wenn es Menschen gibt, denen du dich damit zeigen kannst, binde sie mit ein. Du brauchst nämlich auch Trost und Unterstützung.

Die Phase der Neuorientierung: Was jetzt? Was anstelle des Alten?

Nach dem Abschied und dem Loslassen kommt eine Phase der Neuorientierung mit Fragen wie: Was jetzt? Was anstelle des Alten?

Hier gibt es zwei Entwicklungsrichtungen für dich:

- Wie wünschst du dir deine zukünftige Erotik mit dem, was noch geht?
- Was könntest du neu entwickeln, um eine lohnenswerte Sexualität zu finden?

Es geht also einerseits um Bestandsaufnahme und andererseits um Neuentdeckung. Beides ist nicht einfach, denn im Weg steht die Grundüberzeugung: Nur Geschlechtsverkehr ist richtiger Sex.

Ich halte das für eine Überzeugung, die einen kreativen und spielerischen Umgang mit Erotik sehr einschränkt. Sie wertet nämlich jede Alternative zum Geschlechtsverkehr als wertlos, langweilig, uninteressant und unvollständig ab.

Und nein, es geht jetzt nicht darum, aus der Not eine Tugend zu machen: „Ich kann eh nicht mehr, also finde ich GV ab jetzt doof und alles andere viel besser." Nein, das ist Selbstbetrug und wird – ziemlich sicher – nicht auf Dauer funktionieren. Ein Klient hat es treffend formuliert: „Bisher hatte ich einen Porsche und jetzt soll ich Ente-Fahren geil finden?!" Auch wenn Mann sich das noch so lange einredet, es wird nicht funktionieren. Um in diesem Bild zu bleiben: Ich rede davon, sich die Lust am Autofahren zu bewahren!

Zurück zum Thema Erotik: Wenn dein Penis den Kopf hängen lässt, musst du nicht das Gleiche tun. Es geht um deinen Selbstwert, es geht darum, ob du fortan verbittert und frustriert durchs Leben gehst oder zu deiner Lebendigkeit zurückfindest und das annimmst, was du hast, und das Bestmögliche daraus machst!

Es geht um deinen Selbstwert – ob du fortan verbittert und frustriert durchs Leben gehst oder zu deiner Lebendigkeit zurückfindest.

Ich habe an verschiedenen Stellen schon dargelegt, dass Männlichkeit und Erektion kulturell gekoppelt sind. Wenn du keine Erektion mehr bekommen kannst, dann ist es „normal", dass du dich auch nicht mehr als Mann fühlst – aber du bist immer noch einer! Der Satz „Potenz fängt da an, wo die Erektion aufhört" wird jetzt zur Bewährungsprobe – und zu deiner Leitidee.

Was kannst du tun? Als Erstes: Vergiss alle Studien mit Prozentangaben, wie deine Chancen stehen. Studien basieren auf Statistiken mit hohen Fallzahlen. Keine Prozentangabe kann dir sagen, zu welcher Gruppe du als konkreter „Einzelfall" gehörst. Gehe auf Entdeckungsreise und finde heraus, was noch alles funktioniert.

- Hast du noch Lust auf Sex?
- Kannst du geil werden?
- Kannst du Erregung spüren?
- Kannst du Erregung steigern? Bis zu einem Höhepunkt? Nebenbei: Für einen Orgasmus braucht es keine Erektion.
- Wie kannst du dich bewegen? Auch wenn du manche Körperteile gar nicht mehr bewegen kannst, funktionieren vielleicht noch einige Reflexe!
- Was kannst du noch körperlich spüren? Einige Krankheiten (z. B. Multiple Sklerose) betreffen die Wahrnehmung von Berührungen.
- Teste an jedem einzelnen deiner Sinne, was du wahrnehmen kannst.

Richte deine Aufmerksamkeit auf das, was du kannst, und nicht auf das, was du verloren hast. Das ist einfacher gesagt als getan, ich weiß. Es kann sein, dass dich die Trauer überkommt, die Wut dich packt, deine Hilflosigkeit dich niederdrückt. Das alles ist normal. Drücke diese Gefühle nicht weg – lerne, mit ihnen umzugehen, die gehören nun mal dazu. Lass dir von deinen betreuenden Ärzt*innen Psychotherapeut*innen nennen, die sich mit Krankheitsbewältigung auskennen. In

Richte deine Aufmerksamkeit auf das, was du kannst, und nicht auf das, was du verloren hast.

den meisten Krankenhäusern gibt es Psycholog*innen, die das lokale Hilfsnetz kennen. Das kannst du von Beginn einer Behandlung an nutzen.

Nach der Bestandsaufnahme geht es darum, Neues zu lernen. Das reicht von der Anwendung von Hilfsmitteln wie PDE-5-Hemmern („Potenzpillen"), über die Erweiterung deiner erotischen Erlebnisfähigkeiten bis hin zu konkreten Sexualassistenzen oder Sexualcoachings.

Hilfsmittel

Um herauszufinden welche Hilfsmittel für dich hilfreich sein könnten, frage deinen Arzt bzw. deine Ärztin. Ist er*sie Urolog*in, bekommst du schon eine Menge Informationen. Aber belasse es nicht bei einer Meinung. Frage viele und triff deine eigene Entscheidung. Zur Verfügung stehen z. B. PDE-5-Hemmer, Vakuumpumpen, Penisinjektionen, Strap-Ons (Penisse zum Umschnallen oder zum Überziehen).

Probiere verschiedene Methoden aus und lasse dir Zeit dabei. Zu beachten sind zum einen die Wirkung des Hilfsmittels und zum anderen seine Anwendung und die Einbindung ins Liebesspiel. Da braucht es Teamwork und – wie immer – Übung, denn euer bisheriger Ablauf muss sich anpassen.

Hilfreiche Infos gibt es auch von Betroffenengruppen. Sie verfügen über praktische Erfahrungen und kennen das lokale professionelle Hilfsangebot. Das Internet bietet da viele Kontaktmöglichkeiten (Beispiele gibt es im Anhang). Medizinische Informationen aus dem Internet sind allerdings mit Vorsicht zu genießen!

Erotische Fähigkeiten

Damit meine ich die Entwicklung deiner Fähigkeiten als Liebhaber. Und das geht weit über eine Erektion hinaus. Die Strategie ist:

- Erweitere deine Möglichkeiten, dich zu erregen: Lerne, deinen ganzen Körper als erotische Nutzfläche einzusetzen. Sowohl zum Wahrnehmen und Spüren als auch zum Stimulieren.
- Erweitere deine sinnlichen Fähigkeiten: Tasten, Riechen, Schmecken, Hören und Sehen lassen sich zur Erregungssteigerung nutzen.
- Entwickle deinen Erregungsmodus, erweitere ihn und suche neue Wege, in Erregung zu kommen und sie zu steigern.
- Setze alles ein, was dir an Fantasien, Vorstellungen und inneren Bildern zur Verfügung steht.

Fähigkeiten als Liebhaber gehen weit über eine Erektion hinaus.

- Richte deine Aufmerksamkeit auf dein erotisches Gaspedal, nicht auf die Bremse. Also auf alles, was dich in Erregung bringt.
- Definiere deine Männlichkeit nicht über deine Erektion, sondern über dein Gespür dafür, wer du bist und was du willst.
- Entwickle dein Begehren über Lust *und* Liebe, da gibt es jede Menge Potenzial.

Konkrete Ideen und Anregungen dazu findest du in den Übungen im Buch.

Hands-On-Sexualcoachings

Ein Beispiel aus der Praxis macht hier am besten deutlich, um was es geht.

Praxisbeispiel

Herrn F. wurde im Alter von 18 Jahren ein Hirntumor entfernt. Seine erste sexuelle Erfahrung mit einer Frau machte er mit 29, und die endete für ihn in einer Katastrophe. Seine Erektion hielt nicht, die Frau wandte sich von ihm ab und er zog sich komplett von Frauen zurück. Mit 32 beschloss er einen neuen Anlauf und holte sich dazu Hilfe bei mir. Bezüglich der Erektionsstörung war unklar, ob es körperliche Ursachen gab, ob es an Nebenwirkungen der Medikamente lag oder an der großen sexuelle Unsicherheit. Ich ging von einer Kombination aller Faktoren aus.

Nach drei Sitzungen habe ich ihn an eine kompetente Kollegin verwiesen, die Hands-On arbeitet. Das bedeutet, dass neben begleitenden Gesprächen auch mit direktem Körperkontakt während sexueller Erregung gearbeitet wird. Er verlor seine Angst vor Frauen, lernte, mit seiner sexuellen Erregung auch im Beisein einer Frau umzugehen, erlebte sich als sexuell kompetent und damit potent. Nach einem halben Jahr traute er sich wieder sexuelle Begegnungen zu.

Das ist ein sehr spezielles Angebot auf dem Markt der sexuellen Hilfen: gut ausgebildete Sexualassistent*innen. Das Problem ist, sie zu finden! Es gibt keine einheitliche, offizielle Ausbildung dafür und dementsprechend gibt es weder eine eindeutige Berufsbezeichnung noch ein Ausbildungsinstitut, das Listen von Behandler*innen führt. Leider gibt es auch keine Qualitätsstandards, was es für Hilfesuchende sehr schwer macht, sich zu orientieren.

Was Sexualassistent*innen tun, ist Folgendes: Sie lehren Menschen, mit sexueller Erregung umzugehen. Seien diese Menschen körperlich, geistig oder psychisch behindert oder eingeschränkt, z. B. durch Unfälle, Krankheiten, Operationen. Das hat mit Prostitution nichts zu tun, trotzdem fallen Anbieter*innen leider als sexuelle Dienstleister*innen unter das Prostituiertenschutzgesetz.

Wenn du diese Art von Hilfe in Anspruch nehmen willst, dann informiere dich gut. Suche im Internet nach Begriffen wie Sexualassistenz, Sexualbegleitung, Sexualcoaching. Informationen über Anbieter in deiner Region erhältst du bei Instituten wie z. B. dem Tantramassageverband, dem Institut für Selbstbestimmung Behinderter oder dem Institut für Sexological Bodywork (Internet-Links dazu findest du im Anhang).

Nutze alles was dir hilft, dich wieder sexuell lebendig und aktiv zu fühlen. Sei kreativ, verabschiede dich von vorgefertigten Lösungen und mache dich auf die Suche nach deinem ganz individuellen Umgang damit.

Nutze alles was dir hilft, dich wieder sexuell lebendig und aktiv zu fühlen.

Hingabe ist der Schlüssel dazu! Klingt verrückt, ich weiß. Der entscheidende Unterschied zwischen sich Hingeben und etwas Hinnehmen ist deine Haltung, deine Einstellung dazu: Das eine bedeutet aktiv gestalten, das andere passiv erleiden. Das ist nicht einfach, aber möglich. Und es lohnt sich!

Penisprojekt 5: Er ist zu kurz!

Last, but not least! Keine offizielle Störung, aber ein ganz fieses Problem: Der Penis ist zu kurz. Dieses Thema fährt sehr häufig auf dem Trittbrett der anderen Penisprobleme. Ist ja logisch, oder? Wenn Mann sich selbst abwertet, sich nicht als richtiger Mann fühlt, dann erlebt Mann sich auch entsprechend. Das heißt, der Blick auf den eigenen Penis erfolgt durch eine ziemlich schwarz gefärbte Brille. Er erscheint als zu kurz, zu krumm, zu dünn, zu dick, zu hässlich, zu glatzköpfig, zu was-auch-immer. Am häufigsten ist die Variante „zu kurz".

Damit der Satz zum Problem wird, braucht es noch zwei (falsche) Überzeugungen:

1. Nur ein langer Penis ist ein guter Penis! Und zwar weil:
2. Frauen wollen und brauchen einen großen Penis, um einen Orgasmus zu bekommen.

Schauen wir uns das Problem genauer an. Eindeutig zu kurz ist der Satz „Mein Penis ist zu kurz!" Er geht nämlich noch weiter, z. B. mit „um es (m)einer Frau (meinem Mann) zu besorgen", oder „um ein guter Liebhaber zu sein". Ein Blick auf die Zahlen, Daten, Fakten der Geschlechter-Anatomien müsste eigentlich genügen, um diese Überzeugung von der inneren Tafel zu wischen.

Die durchschnittliche Vagina ist 8–12 cm lang, im erregten Zustand kommen noch ein paar Zentimeter dazu. Ein durchschnittlicher Penis ist im erregten Zustand zwischen 12 und 17 cm lang. Das heißt, der durchschnittliche Penis ist eher zu lang für eine durchschnittliche Scheide. Und ja, eine Frau mit einer kurzen 12-cm-Scheide hat ein Problem mit einem Mann, der einen 17 cm langen Penis hat und wie wild drauflosrammelt. Sagt auch der Volksmund schon: „Lang und schmal, der Frauen Qual. Kurz und dick, der Frauen Glück."

Lang und schmal, der Frauen Qual. Kurz und dick, der Frauen Glück.

Noch mehr rationale Argumente?

- Nur das erste Drittel der Vagina (vom Eingang her gesehen) reagiert auf Reibung, der tiefer liegende Teil eher auf Druck. Auch ein 12er-Penis stimuliert den Eingang.
- 80 % aller Frauen kommen durch Verkehr nicht zum Höhepunkt – und das hat mehr mit den sexuellen Lerngeschichten dieser Frauen zu tun als mit den Penissen ihrer Liebhaber.
- Guter Sex ist Teamwork. Wenn ein Schlüssel nicht in ein Schloss passt, wer ist schuld? Der Schlüssel oder das Schloss? Quatsch, die Passung natürlich. Ja, es gibt Kombinationen von Geschlechtsorganen die nicht optimal zueinander passen. Die meisten passen allerdings wunderbar zusammen!
- Was viel häufiger das Problem ist als nicht-passende Organe sind nicht-passende Erregungsmodi. Angenommen, die Frau braucht starke, kräftige Stimulation mit viel Druck auf ihrer Klitoris, dann passt das gut zu einem männlichen Modus, wie ich ihn auf Seite 62 f. beim Macho beschrieben habe: Schnelle, kräftige Stöße mit viel Druck. Diese Frau im Team mit einem Mann (einer Frau), der*die eher auf Schmusesex steht? Das ist wie Duracell-Hase im Streichelzoo, das wird nicht geil. Die Wahrscheinlichkeit ist groß, dass die beiden ein Problem bekommen. Also: Auf die Passung kommt es an!

Dem Problem des „zu kurz" ist aber mit rationalen Argumenten nicht beizukommen. Es ist nämlich in der Regel ein emotionales Problem. Oder stimmt es vielleicht doch: Auf die Größe kommt es an?

Die Größe ist sehr wichtig, aber für den Mann!

Ich glaube tatsächlich, dass die Größe sehr wichtig ist, aber nicht für die Frau, sondern für den Mann! Und ich glaube weiterhin, dass es nicht um die tatsächlichen Zentimeter geht, sondern um die gefühlte Größe. Ich hatte Männer in der Praxis, die mir mit „18er-Penissen" sagten, ihr Penis sei zu kurz!

Wie wird dein Penis (gefühlt) länger? Indem du dir deinen Penis zum Freund machst und ein besseres Gefühl für ihn entwickelst! Alle Übungen im ersten Teil des Buches sind dafür da, das Becken samt Penis besser wahrnehmen zu lernen. Alle Übungen zur Selbstbefriedigung dienen deiner Selbstliebe und einem liebevollen Umgang mit deinem Penis.

Damit kommen wir zur Königsdisziplin: der Penisliebe.

Die Kunst, seinen Penis zu lieben

Wie findest du deinen Penis?

Welche Beziehung hast du zu ihm: alter Bekannter, Arbeitskollege, Werkzeug oder sogar Feind? Oder ist er dein Freund und Begleiter, ein Weggefährte, jemand, mit dem du ein liebe- und kraftvolles Bündnis eingegangen bist?

Sich seinen Penis zum Freund machen, ihn zu lieben, lässt sich nicht einfach beschließen (obwohl das schon mal ein guter Anfang ist). Das ist etwas, was Mann tut – jeden Tag und immer wieder.

Mache dir deinen Penis zum wertvollen Freund und behandle ihn als solchen!

Mache dir deinen Penis zum wertvollen Freund und behandle ihn als solchen! Wie pflegt Mann Freundschaften?

- Mann übernimmt Verantwortung für die gemeinsame Beziehung.
- Mann nimmt sich Zeit und
- Mann macht etwas miteinander.
- Mann verzeiht sich Fehler.
- Mann schätzt sich, geht konstruktiv aufeinander zu und
- Mann hat ein offenes Ohr.
- Mann ist ehrlich zueinander und zeigt sich.

Gib deinem Penis die Bedeutung, die ihm zukommt: als dein ganz besonderes Lustorgan.

Die Art und Weise, mit der du ihn behandelst und wie du mit ihm umgehst, entspricht der Art und Weise, wie du deine Erotik gestaltest. Ist er das Organ, das die Befehle vom Kopf ausführt, das Werkzeug der Lust? Oder ist er ein besonders empfindsamer Teil deines Körpers? Eines Körpers, der als Ganzes in Lust und Erregung kommen kann? Ist er Teil eines Organismus, der manchmal seinen Zustand – Körper, Gefühle, Gedanken – voll und ganz auf Erotik ausrichtet?

Theoretisch ist es simpel: Körperliche Wahrnehmungen, Gefühle, Gedanken und innere Aufmerksamkeit sind untrennbar miteinander verbunden und beeinflussen sich wechselseitig. Aber in der Praxis ist es schwer, da zeigt sich die Kunst! Für Erotik bedeutet das:

- Die Art und Weise, **wie** du Sex machst, trägt wesentlich dazu bei, **was** du beim Sex erlebst. Das sogenannte Sich-Fallenlassen, die Hingabe, besteht darin, was du mit deinem Körper während des Liebesspiels machst, wie du dein Becken bewegst, wie du atmest, wie du dich bewegst und natürlich, worauf du deine Aufmerksamkeit richtest. In Hingabe steckt das Wörtchen *Geben* drin, das ist aktiv – im Unterschied zu *etwas Hinnehmen*, das ist passiv.

- Dein Selbstwertgefühl, deine erlebte Überzeugung, ein „richtiger“ Mann zu sein, und die Fähigkeit, Sex als etwas Lustvolles zu erleben, hängen eng miteinander zusammen. Ob das kulturell gelernt ist oder biologisch angelegt, sei hier offengelassen. Wichtig ist: Dein Gefühl deiner Männlichkeit beeinflusst dein Lusterleben – und umgekehrt.

In diesem Buch geht es darum, dass Sex zum genussvollen Spiel wird – zu einem Liebesspiel. Dazu gehören: Fehlerfreundlichkeit, Improvisationsvermögen, Engagement, Teamgeist, Kreativität und ein gutes Körpergefühl.

Gutes Körpergefühl heißt, alle Sinne benutzen zu können und beweglich zu bleiben – körperlich wie auch mental.

Ein gutes Körpergefühl hat nichts zu tun mit Idealmaßen oder sportlicher Leistungsfähigkeit. Ich hatte auch schon Profisportler, Ligatänzer, Kampfsportmeister und langjährig Yoga Praktizierende in der Praxis mit wenig Gespür und Achtsamkeit für sich selbst. Sie hatten allerdings einen Vorteil: Sie lernten sehr schnell, verschiedene Qualitäten von Bewegungen umzusetzen.

Ein gutes Körpergefühl heißt, alle Sinne benutzen zu können und beweglich zu bleiben – ganz konkret körperlich wie auch mental. Mentale Beweglichkeit bedeutet, die innere Aufmerksamkeit richten zu können auf:

- körperliche Sensationen,
- emotionale Empfindungen,
- gedankliche Wahrnehmungen,
- andere Menschen (falls welche da sind),
- die Umgebung, in der Mann gerade ist.

Mit einem guten Körpergefühl kann Mann aus dem Autopilot rauskommen – und auch wieder rein. Den Autopilot braucht es ja, wir können nicht alle unsere Körperprozesse mit voller Aufmerksamkeit steuern. Der entscheidende Unterschied ist, was da im Autopilot abläuft: Konsum oder Genuss.

Und deshalb gibt es in diesem Buch so viele Übungen. Sie sind dafür da, dass du merkst, **wie** du dein Liebesspiel gestaltest – mit deinem Körper (samt Gefühlen und Gedanken) und ganz speziell mit deinem Penis. Die Übungen führen dazu, dass du ein besseres Gefühl für deinen Penis entwickelst. Denn je besser das Gefühl **für** deinen Penis ist, umso besser ist auch das Gefühl **zu** deinem Penis. Du wirst sehen: Er ist groß-artig!

Zum Hintergrund dieses Buches

Die Theorie dahinter

Die grundlegenden Betrachtungsweisen in diesem Übungsbuch entstammen dem Konzept des sogenannten *Embodiment*. Das ist der Oberbegriff für die Idee, dass Körper, Geist und Umwelt eine untrennbare Einheit bilden. Diese Idee ist alles andere als neu. Dass alles „irgendwie" mit allem zusammenhängt, beschäftigt die Menschen vieler Kulturen schon ewig. Lange galt das in der westlichen Kultur als esoterische Spinnerei. Seit den 90ern beschäftigt sich auch die etablierte Wissenschaft damit, weil immer mehr harte Fakten diese Annahme bestätigen. Einen wesentlichen Anteil daran hatte die Entwicklung von Robotern und künstlicher Intelligenz; dabei wurde immer deutlicher, dass Sinnesorgane nötig sind, um sich in der Welt zurechtzufinden, und dass diese maßgeblich dazu beitragen, wie die Welt erlebt wird.

In der Psychotherapie ist Embodiment groß in Mode. Die ganzen achtsamkeitsbasierten Ansätze beruhen darauf. Im Bereich Sexualtherapie werden die Ideen des Embodiment konsequent im Ansatz des Sexocorporel umgesetzt: Der Schwerpunkt auf dem Konzept der Erregungsmodi und dem Gefühl der Geschlechtszugehörigkeit sind die Pfeiler dieser Schule und die Leitgedanken dieses Buches.

Der Mann dahinter

Ich heiße Michael Sztenc, bin Diplompsychologe und mit Leib und Seele Paar- und Sexualtherapeut. 15 Jahre lang war ich als Sexualpädagoge für die pro familia tätig und habe in dieser Zeit so ziemlich alle Schulformen besucht, die es im Saarland gibt. Mehr als durch meine Therapieausbildungen konnte ich bei dieser Arbeit lernen, wie Kinder, Jugendliche und Erwachsene Sexualität lernen. Ich hatte nämlich das Privileg, vormittags mit Kindern und Jugendlichen arbeiten zu dürfen, und abends hatte ich dann die (Groß-)Elterngeneration mit ihren Themen in meiner Praxis sitzen.

So konnte ich direkt erleben, was passiert, wenn wichtige Fragen aus der Kindheit und Jugend nicht beantwortet werden (oder noch schlimmer: falsch), und was passieren kann, wenn diese Fragen sich dann zu handfesten, ausgewachsenen Problemen entwickeln.

Neben meiner langjährigen Tätigkeit als Sexualtherapeut und -pädagoge habe ich selbst eine eigene sexuelle Lerngeschichte als Mann aufzuweisen. Auch da hatte ich das Glück der Vielfalt. Neben der *Playboy*-Sammlung meines Stiefvaters standen Bücher meiner Mutter von Alice Schwarzer und Genossinnen. Weil es da auch irgendwie um Sex ging, habe ich sie ebenfalls verschlungen. Das war nicht immer ganz einfach, weil ich nicht so richtig verstehen konnte, wieso mein Spaß beim Lesen der Playboys (natürlich nur die guten Artikel!) irgendwas mit Frauenunterdrückung und solchen Sachen zu tun haben sollte.

Unterschiedlichste Männlichkeiten kenne ich von Sportvereinen, Baustellen, Bands, Reisen und aus zahlreichen Männergruppen, in denen ich Teilnehmer oder Leiter war.

Ich finde Männer klasse!

Tipps & Infos

Auch dieses Buch kann das große Thema Sexualität nicht umfassend behandeln. Wenn du auf deiner sexuellen Entdeckungsreise weitermachen willst, findest du hier einige Ideen.

Klappt's?

Das Buch hat dich angesprochen, aber geht dir nicht weit genug? O.K., hier ist mehr: www.klappts.online

Dort findest du weitere Angebote von mir: Seminare, Webinare und Online-Beratung. Professionelle Fachkräfte finden Weiterbildungen für Sexualtherapie mit Männern und die Umsetzung sexueller Bildungsangebote für Männer. Meine Paar- und sexualtherapeutischen Angebote findest du hier: www.liebesleben.saarland

Beziehung

Ein sehr wichtiges Thema habe ich nur am Rande besprochen: Beziehungen und Sexualität. Natürlich ist das wichtig, keine Frage. Mir ging es hier erst einmal um dich als einzelnen Mann. Bei uns Paartherapeuten heißt es: Selbstklärung vor Beziehungsklärung. Also zuerst einen eigenen Standpunkt einnehmen und davon ausgehend in Beziehung treten.

Ich kann einige Bücher empfehlen, die das Thema Sexualität in Beziehungen aufgreifen. Die Bücher sind zum Teil inhaltlich sehr konträr; was die eine Autorin bedeutend findet, ist für den anderen unwichtig. Das heißt, du darfst/kannst/musst dir das aussuchen, was für dich passt.

Clement, U. (2009): Wenn Liebe fremdgeht. Vom richtigen Umgang mit Affären. Ullstein, Berlin.

Johnson, S. M. (2011): Halt mich fest. Sieben Gespräche zu einem von Liebe erfüllten Leben. Junfermann, Paderborn.

Mary, M. (2001): 5 Lügen, die Liebe betreffend. Hoffmann und Campe, Hamburg.

Perel, E. (2006): Wild Life. Die Rückkehr der Erotik in die Liebe. Pendo Verlag, München.

Schnarch, D. (2011): Intimität und Verlangen. Sexuelle Leidenschaft wieder wecken. Klett-Cotta, Stuttgart.

Sexualität

Das Angebot an guter sexueller Bildung für Erwachsene ist nicht gerade üppig. Was ich gern empfehle, sind die sogenannten Handwerkerabende, die zwei Kolleginnen aus der Tantramassage entwickelt haben und damit ihr Wissen weitergeben. Das gibt es auch für Frauen: Handarbeit mal anders! Infos dazu findest du im Netz unter: www.handarbeitsabend.de

Bücher zum Thema Sexualität findest du in den Buchhandlungen meterweise. Ich kann diese hier empfehlen:

Christinger, D., Schröter, A. (2010): Vom Nehmen und Genommen werden: Für eine neue Beziehungserotik. Piper, München.

Henning, A.-M., von Keiser, A. (2014): Make more Love: Ein Aufklärungsbuch für Erwachsene. Rogner & Bernhard, Berlin.

Maaz, H.-J. (2012): Die neue Lustschule: Sexualität und Beziehungskultur. Verlag C. H. Beck, München.

Nagoski, E. (2017): Komm, wie du willst: Das neue Frauen-Sex-Buch. Knaur, München.

Schröter, A., Meyer, C. (2012): Die Kraft der männlichen Sexualität: Lebensbilder für Männer. Piper, München.

Im Internet finde ich die folgenden Links einen Besuch wert:

www.lilli.ch – Das ist eine Seite, die von Sexocorporel-Kolleg*innen aus der Schweiz gestaltet ist und sich eigentlich an Jugendliche richtet. Ich empfehle sie auch Erwachsenen, weil die Infos gut sind und die Anregungen über die klassischen Aufklärungsseiten für Jugendliche hinausgehen.

www.doch-noch.tv – Auf dem unterhaltsamen Video-Blog von Ann-Marlene Henning findest du sehr viele spannende Beiträge zu den verschiedensten Themen.

www.profamilia.sextra.de – Diese Online-Beratungsseite der pro familia (Deutsche Gesellschaft für Familienplanung, Sexualpädagogik und Sexualberatung) bietet auch die Möglichkeit, eigene Fragen zu stellen.

www.impotenz-selbsthilfe.org – Diese Links führen zu Internetseiten mit einem großen Angebot an Informationen rund um das Thema „Impotenz".

Männlichkeit

Unter dem Stichwort *Männerarbeit* findest du jede Menge Angebote im Internet: Männergruppen und Männerworkshops, was das Herz begehrt. Für die Harten wie die Zarten gibt es passende Angebote! Keine Angst, da wird nicht gestrickt. Vollbart ist zwar wieder in, aber die Birkenstock-und-Wollpulli-Zeiten sind vorbei. Schau dir die Anbieter*innen an und entscheide selbst, was dich anspricht. Auch hier kommst du ums Ausprobieren nicht herum.

An Büchern kann ich dir folgende empfehlen:

Hollstein, W. (2001): Potent werden – Das Handbuch für Männer; Liebe, Arbeit, Freundschaft und der Sinn des Lebens. Verlag Hans Huber, Bern.

Jellouschek, H. (2003): Mit dem Beruf verheiratet. Von der Kunst, ein erfolgreicher Mann, Familienvater und Liebhaber zu sein. Wilhelm Goldmann Verlag, München.

Süfke, B. (2010): Männerseelen: Ein psychologischer Reiseführer. Wilhelm Goldmann Verlag, München.

Vogler, J.-R. (2012): Eier zeigen! Männliche Stärken in der Partnerschaft. 35°-Verlag, Hamburg.

Sexualtherapie

Wenn du feststeckst, egal ob allein oder als Paar, suche dir Hilfe. Je früher, desto besser. Penisprobleme sind nun mal keine Problemchen, sie betreffen direkt deine Männlichkeit. In keinem anderen Lebensbereich lässt du so die Hosen runter und machst dich nackt wie im Bereich Sexualität. Deshalb wird ein Penisproblem schnell zu einer existenziellen Krise. Für alles Mögliche gibt es Beratungsangebote, warum dann nicht auch bei den Themen Sexualität und Beziehung Hilfe in Anspruch nehmen?

www.sexocorporel.com – Auf dieser Seite findest du Informationen zum Sexocorporel und eine Liste von Therapeut*innen in Deutschland.

www.ifsex.de – Hier gibt es eine Therapeut*innenliste von systemisch arbeitenden Sexualtherapeut*innen.

www.netzwerk-sexualtherapie.de – Über das Netzwerk Sexualtherapie findest du Therapeut*innen in deiner Nähe.

Körperarbeit

Wenn du etwas für deine Körperwahrnehmung tun willst, mache Körperarbeit. Es gibt so viele hilfreiche Methoden, z. B. Feldenkrais, Franklin-Methode, Cantienica, Spiraldynamik, Basic-Body-Awareness, Yoga, Tai-Chi, Qi-Gong, achtsamkeitsbasierte Ansätze und noch viele mehr. Suche im Internet mit diesen Begriffen nach Angeboten in deiner Nähe. Schau dir die Methode an und den Menschen, der unterrichtet. Probiere es aus und entscheide, ob und was es dir bringt. Nicht jedes System passt zu dir, nicht jede*r Lehrer*in passt zu dir.

Den Transfer in den Bereich Sexualität musst du (meistens) selbst machen, das bieten die gängigen Systeme nicht. Methoden, die explizit Sexualität einbeziehen, gibt es auch, z. B. Sexological Bodywork oder manche Tantra-Varianten. Mein Favorit, die Methode, die ich selbst anbiete und deren Ideen in diesem Buch stecken, ist der sogenannte Sexocorporel.

Sexuelle Körperarbeit mit Körperkontakt

Unter den folgenden Links findest du Angebote von Instituten, die „Hands-On" arbeiten, also mit genitaler Berührung und direktem Körperkontakt.

www.tantramassage-verband.de – Vom Tantramassage-Verband lizenzierte Anbieter*innen verfügen über eine mehrjährige Ausbildung, die als berufsvorbereitende Ausbildung anerkannt ist.

www.sexologicalbodywork.ch – Sexological Bodywork verbindet körperorientierte Sexualberatung mit sexologischer Körperarbeit.

www.isbbtrebel.de – Dieser Link führt zu der Internet-Präsenz des Instituts zur Selbst-Bestimmung Behinderter.

Danke

Bedanken will ich mich in erster Linie bei den zwei Menschen, die mein eigenes Mann-Sein am meisten beeinflusst haben: bei meinen Söhnen! Besonderer Dank gilt auch den vielen Kindern, Jugendlichen und Erwachsenen, von denen ich sexuelles Lernen und Lehren während meiner Zeit als Sexualpädagoge lernen durfte. Für die Inspiration und die Motivation zu diesem Buch bedanke ich mich bei den Männern aus meinen Ars-Erotica- und Sexuelle-Intelligenz-Gruppen.

Wie schön, dass der Hirzel-Verlag mutig genug war, dieses Buch zu machen. Dafür und für die unkomplizierte Kooperation mit Frau Meder sage ich ganz besonders Danke!

Danke auch an meine Probeleser*innen, allen voran Martin, Frank und Heidi. Last but not least geht ein ganz großes Dankeschön an meine Frau Susanne, die mich in der Zeit des Schreibens ausgehalten hat. Ein Sexbuch schreiben ist ganz schön unsexy!

Register

L

M

N

O

P

T

U

V